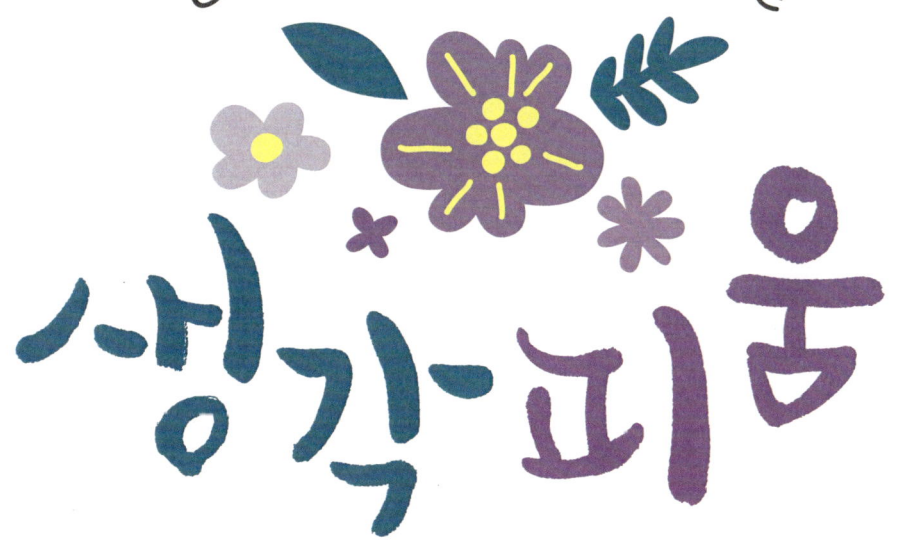

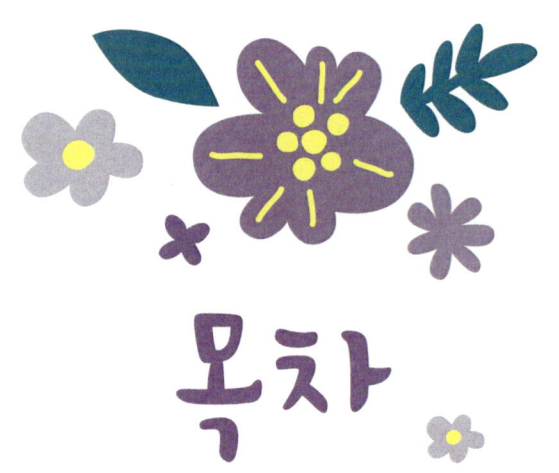

목차

CHAPTER 1
그리기 5

CHAPTER 2
생각하기 23

CHAPTER 3
색칠놀이 47

CHAPTER 4
칠교놀이 65

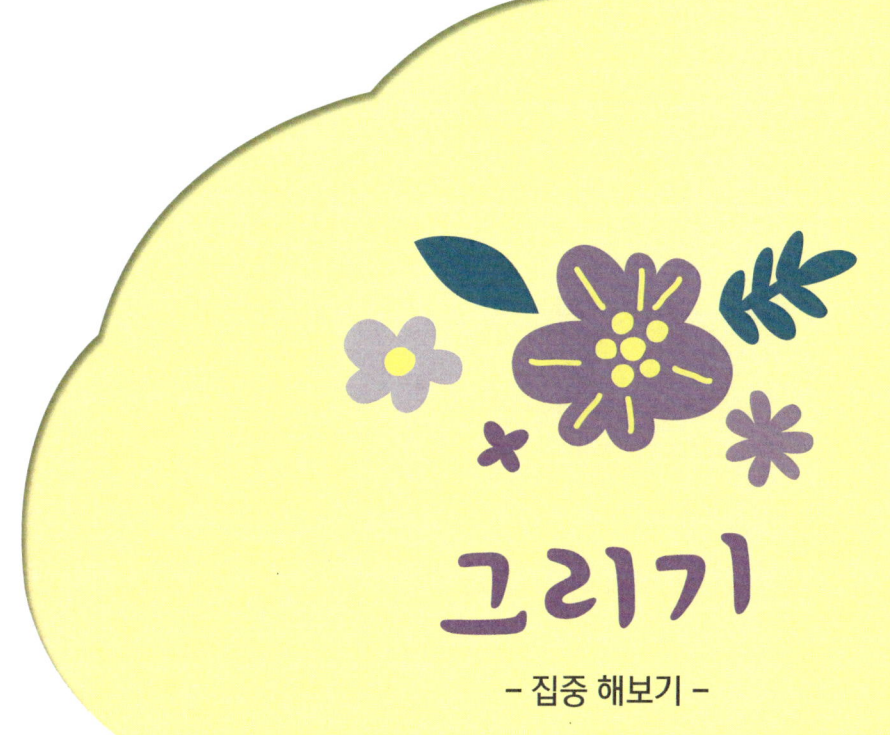

그리기
- 집중 해보기 -

CHAPTER 1

년   월   일   요일

점선을 따라 점에서 점까지 선을 연결해 주세요.

점선을 따라 그림을 완성하고 자유롭게 색칠해 보세요.

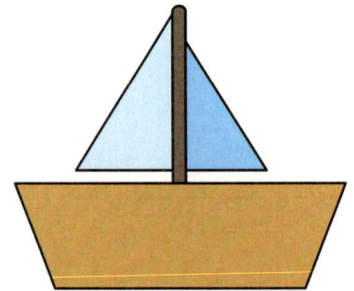

돛단배

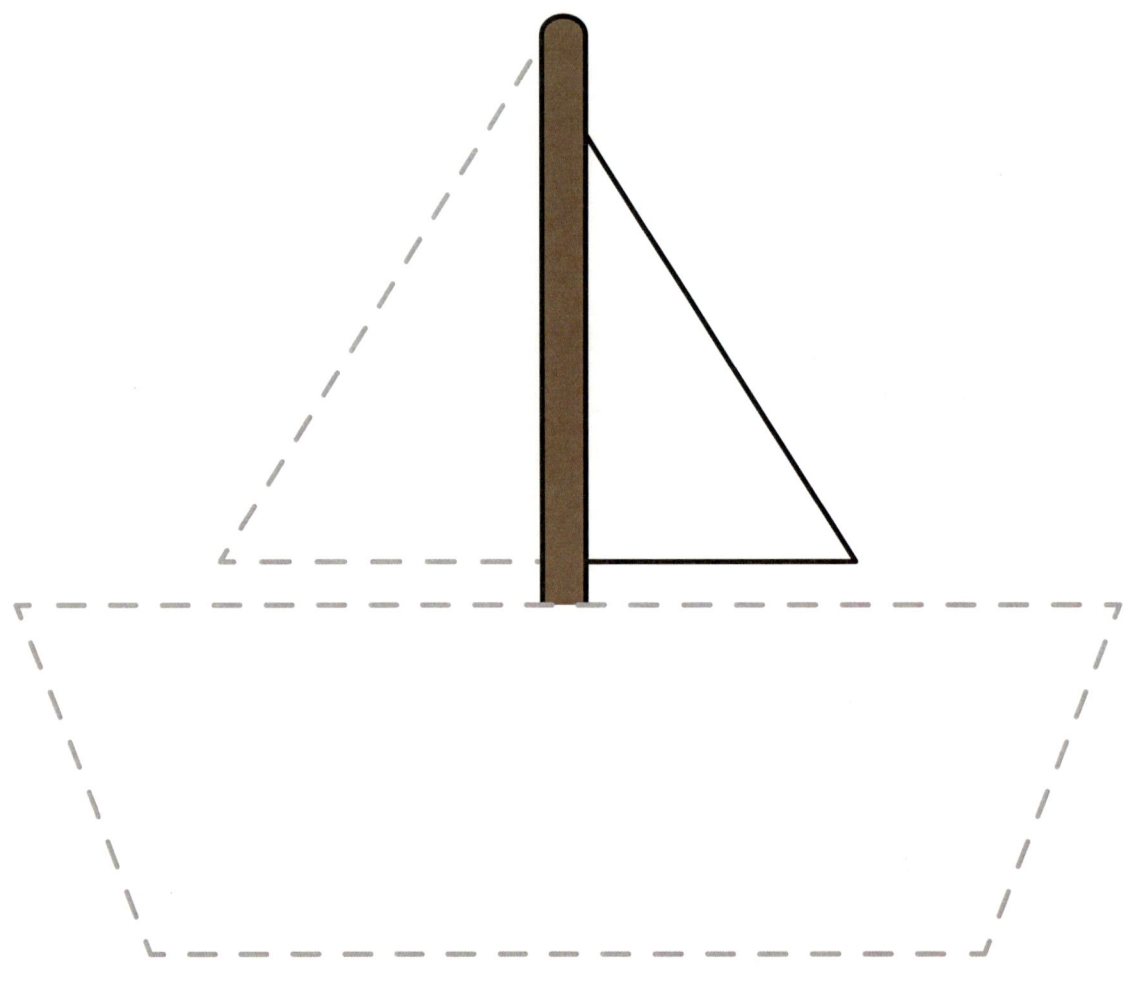

숫자 순서에 맞게 점선을 연결하여 그림을 완성하고 자유롭게 색칠해 보세요.

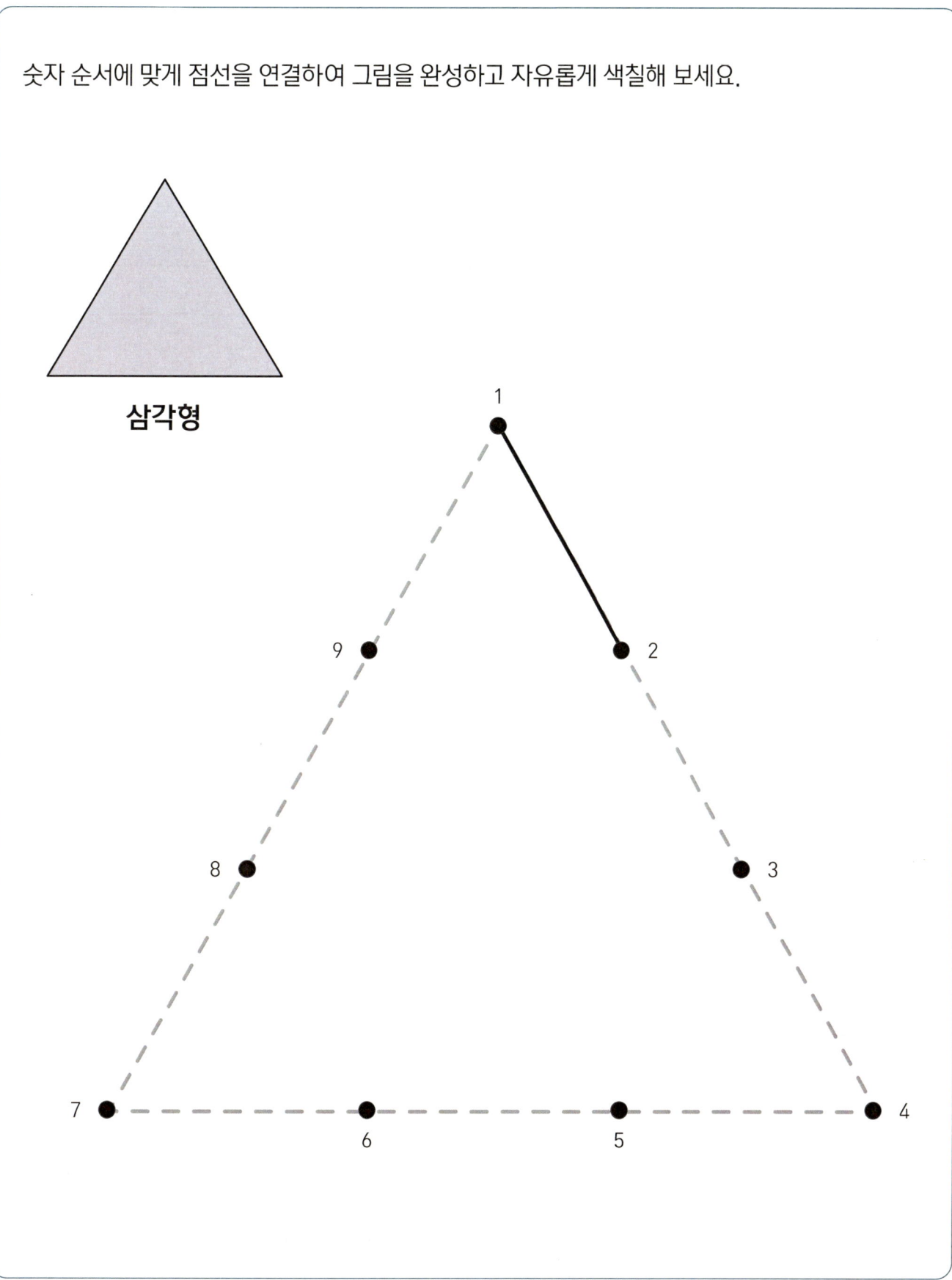

삼각형

년 월 일 요일

점선을 따라 오각형 반쪽을 그려 그림을 완성하고 자유롭게 색칠해 보세요.

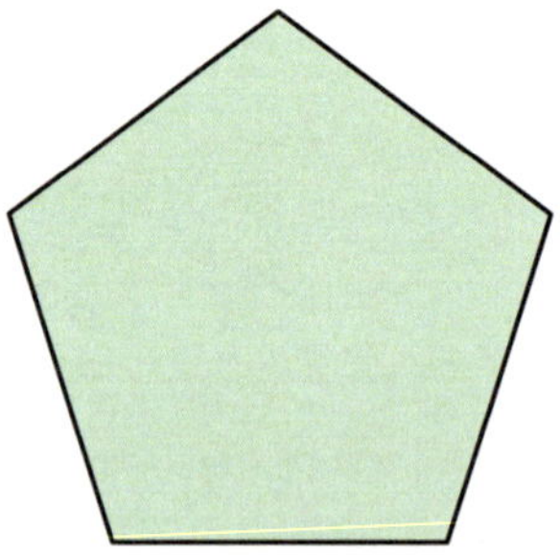

오각형

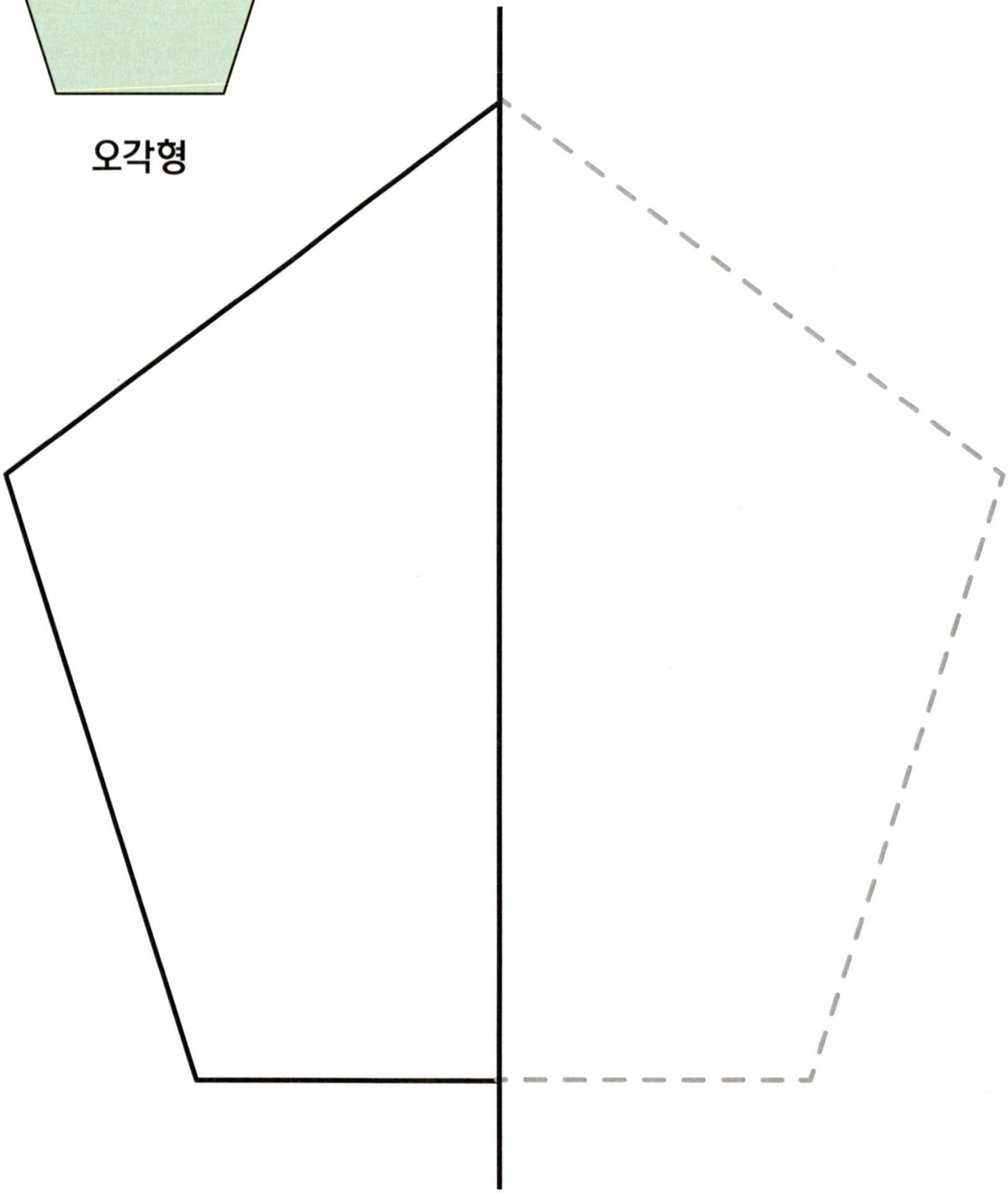

년   월   일   요일

점선을 따라 빗줄기를 그려주시고, 나머지 빗줄기도 자유롭게 그려주세요.

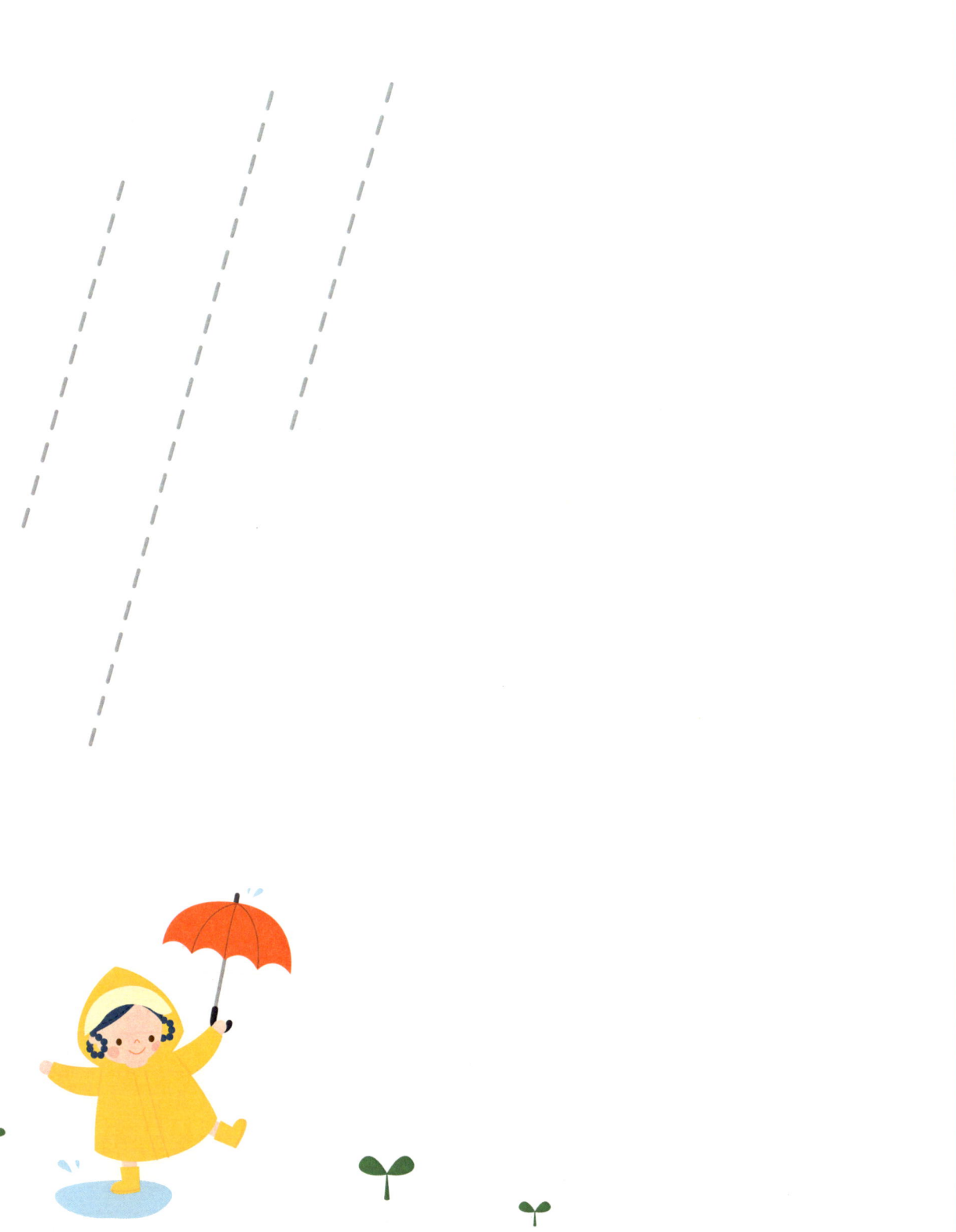

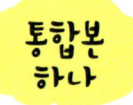

점선을 따라 그림을 완성하고 자유롭게 색칠해 보세요.

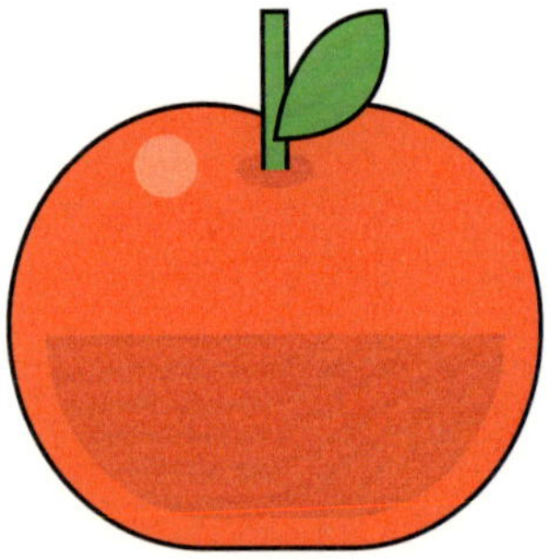

사과

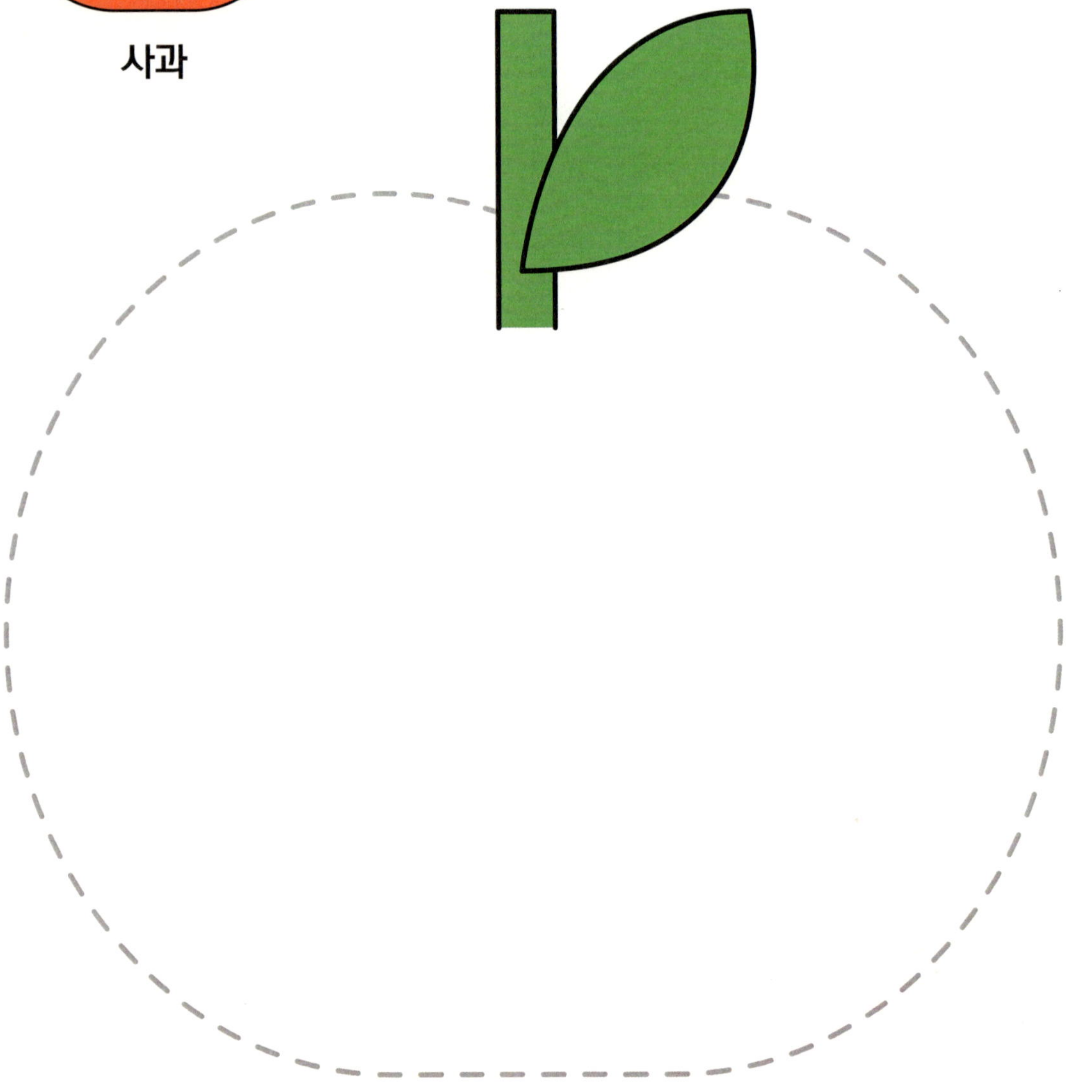

년   월   일   요일

숫자 순서에 맞게 점선을 연결하여 그림을 완성하고 자유롭게 색칠해 보세요.

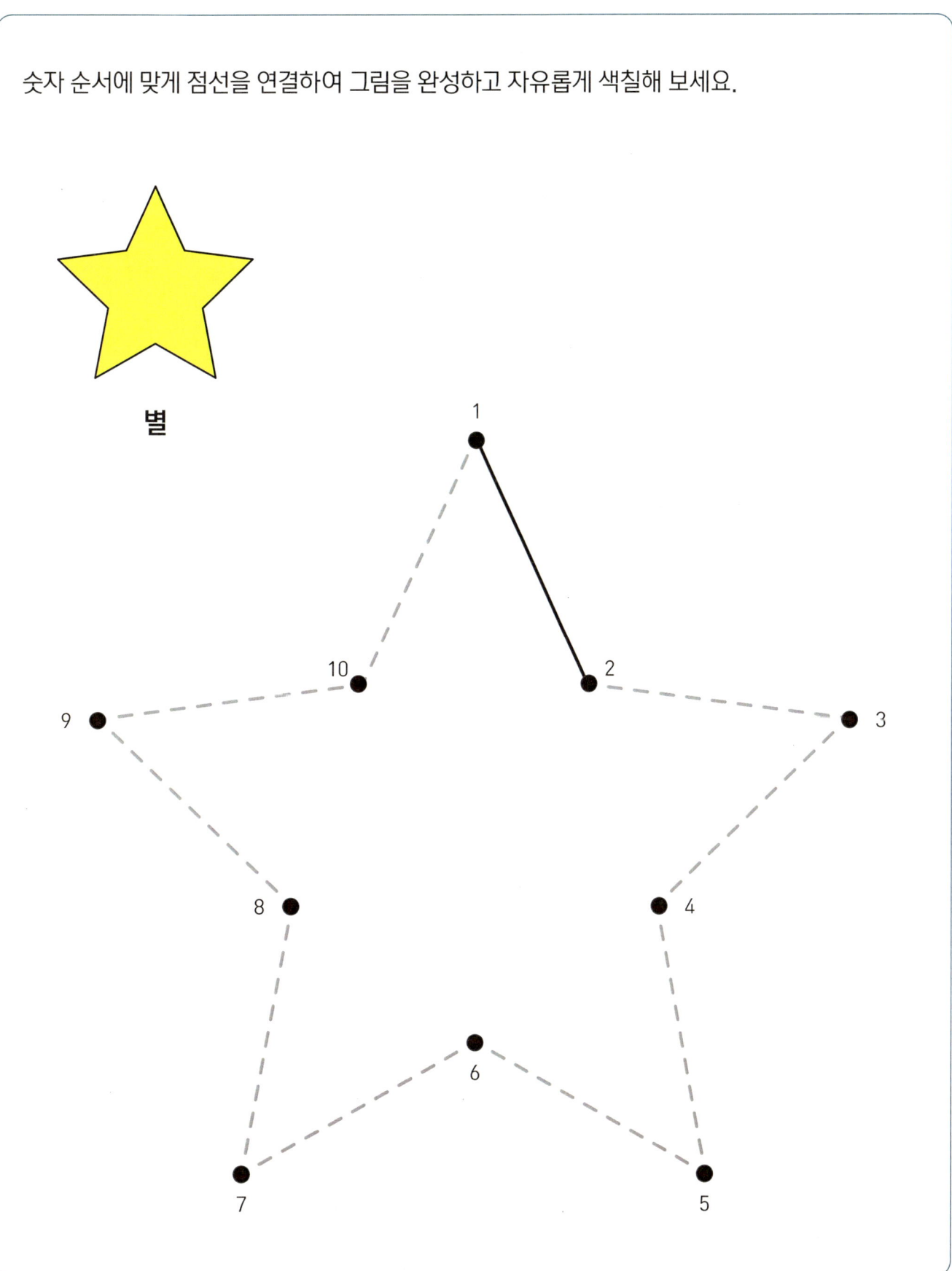

별

원형의 반쪽을 그려 그림을 완성하고 자유롭게 색칠해 보세요.

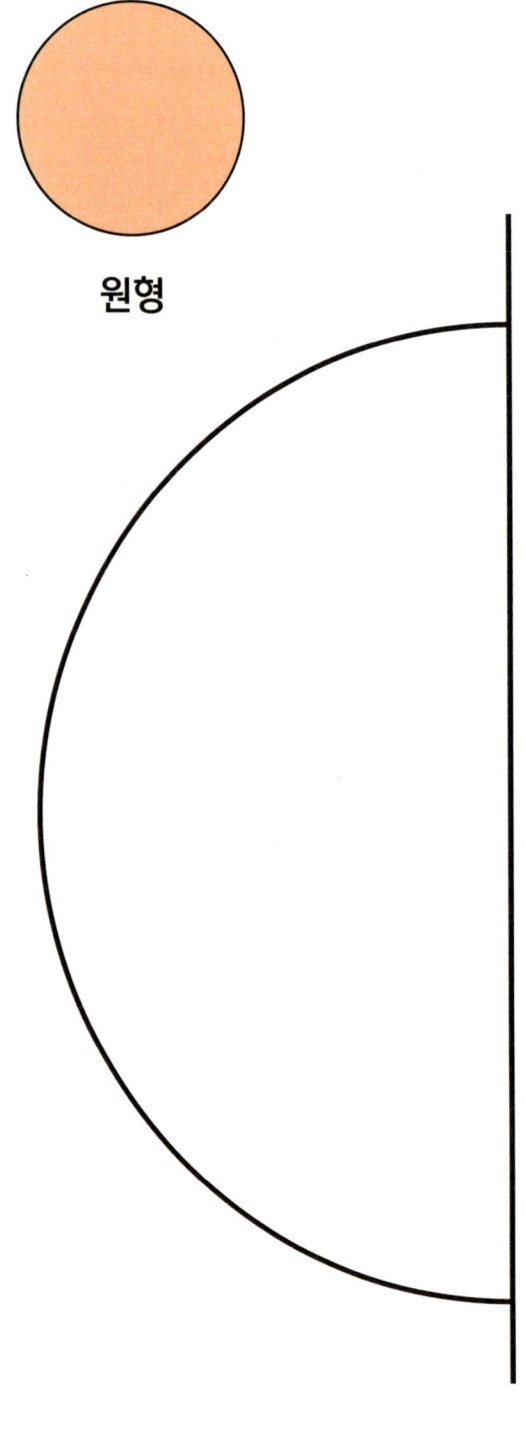

원형

년   월   일   요일

점선을 따라 파도를 그려주시고, 나머지 파도도 자유롭게 그려주세요.

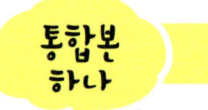

년   월   일   요일

점선을 따라 그림을 완성하고 자유롭게 색칠해 보세요.

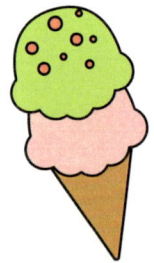

아이스크림

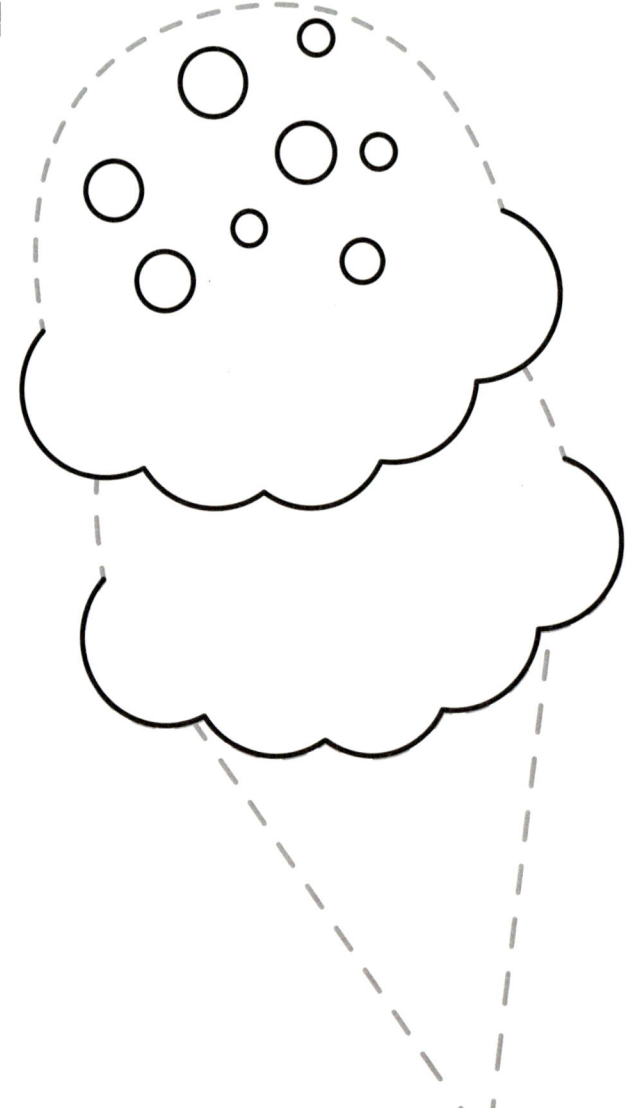

숫자 순서에 맞게 점선을 연결하여 그림을 완성하고 자유롭게 색칠해 보세요.

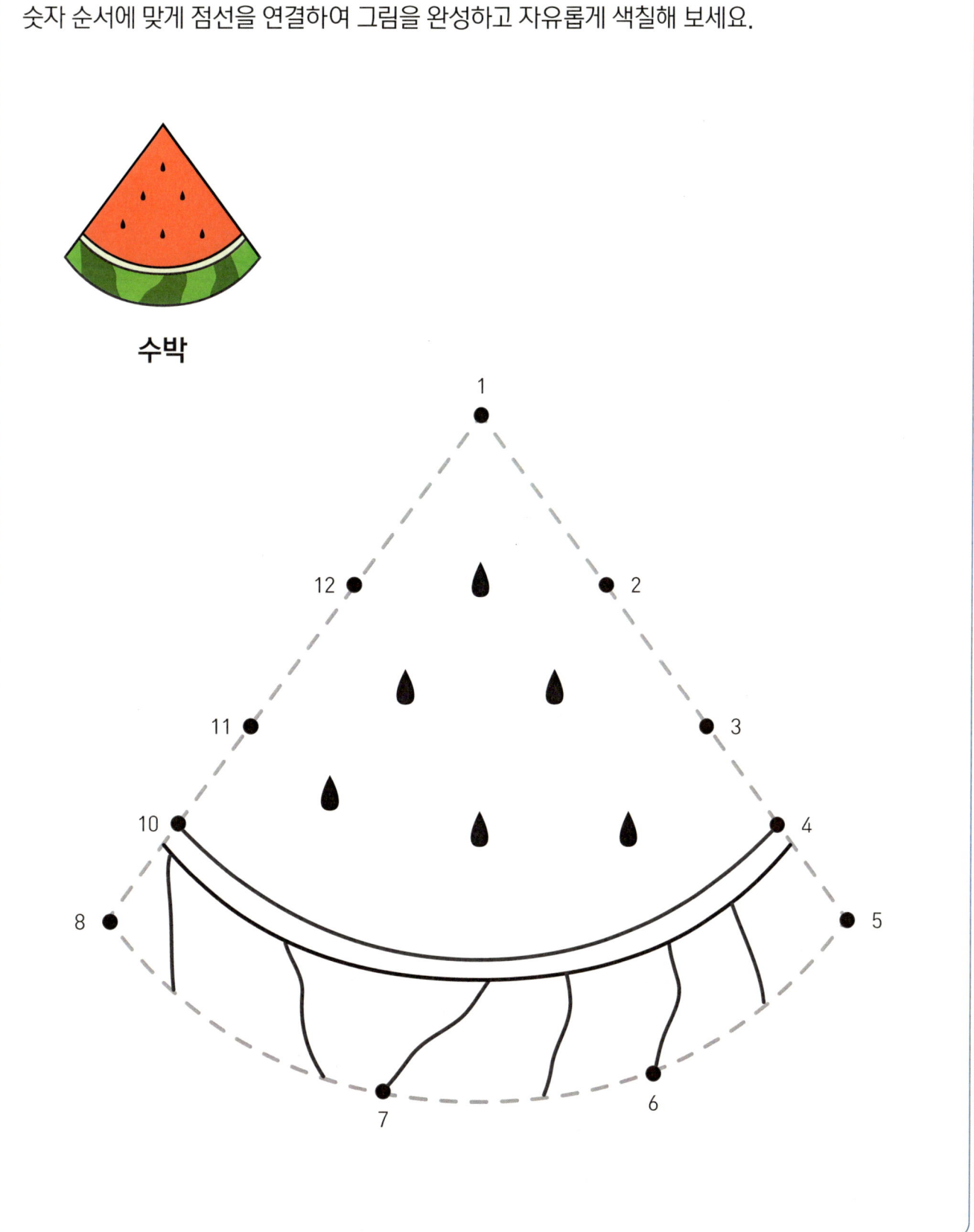

수박

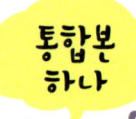

년   월   일   요일

하트의 반쪽을 그려 그림을 완성하고 자유롭게 색칠해 보세요.

하트

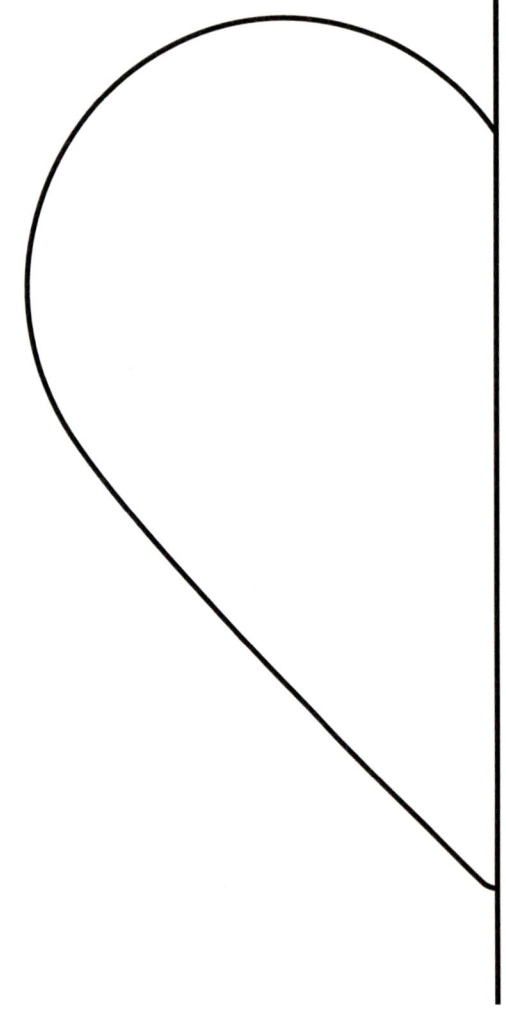

점선을 따라 거미집을 그려주시고, 나머지 거미집도 완성해 주세요.

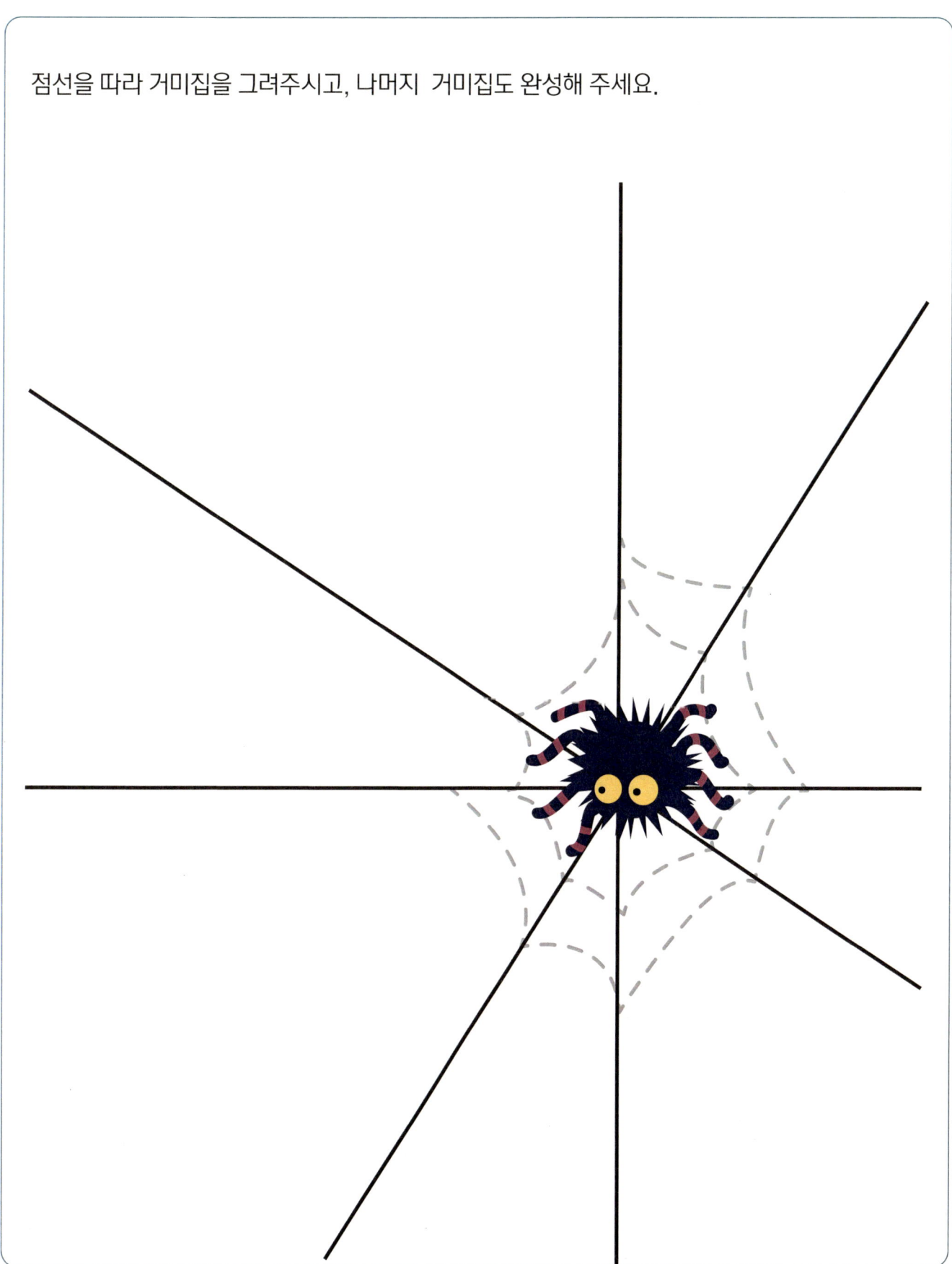

점선을 따라 그림을 완성하고 자유롭게 색칠해 보세요.

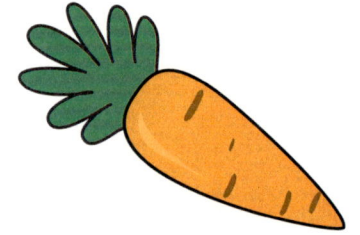

당근

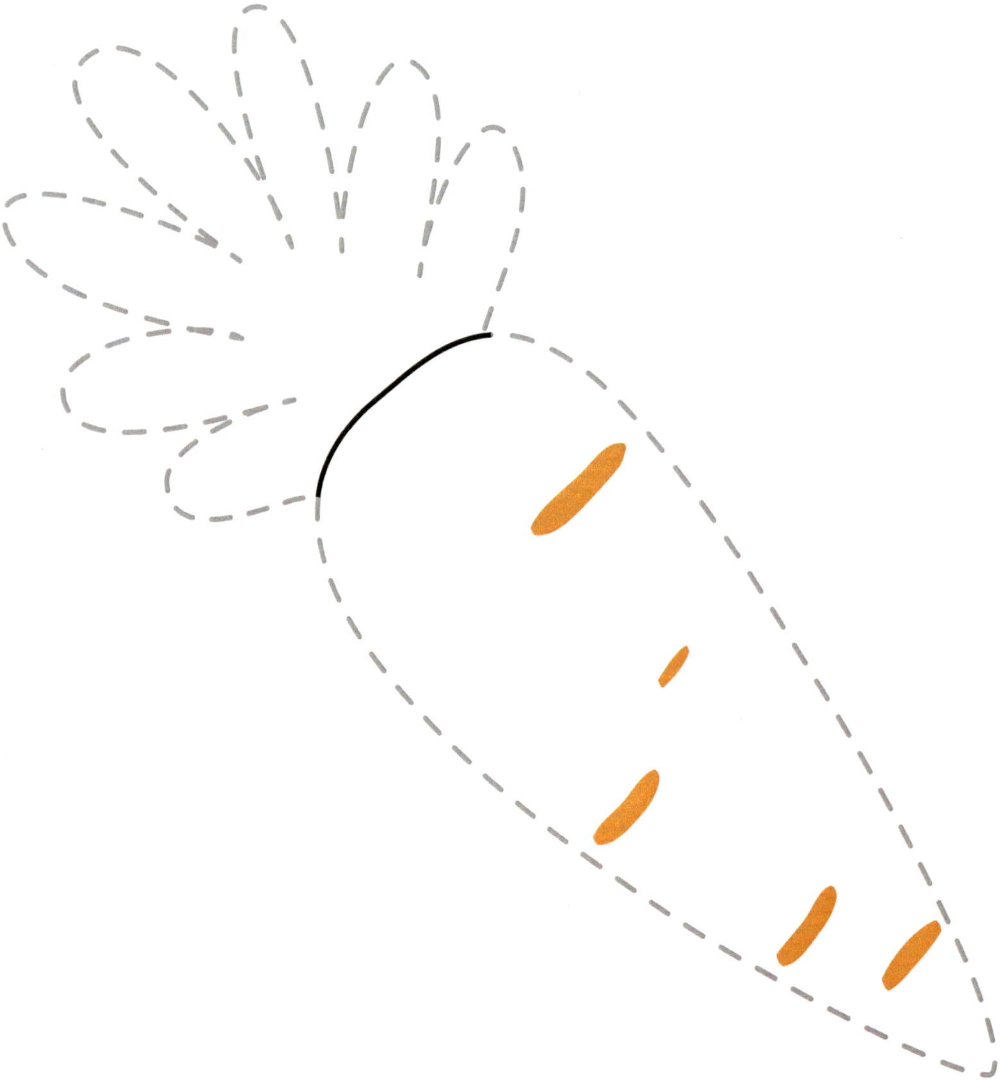

년   월   일   요일

숫자 순서에 맞게 점선을 연결하여 그림을 완성하고 자유롭게 색칠해 보세요.

우산

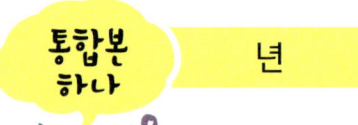

꽃잎의 반쪽을 그려 그림을 완성하고 자유롭게 색칠해 보세요.

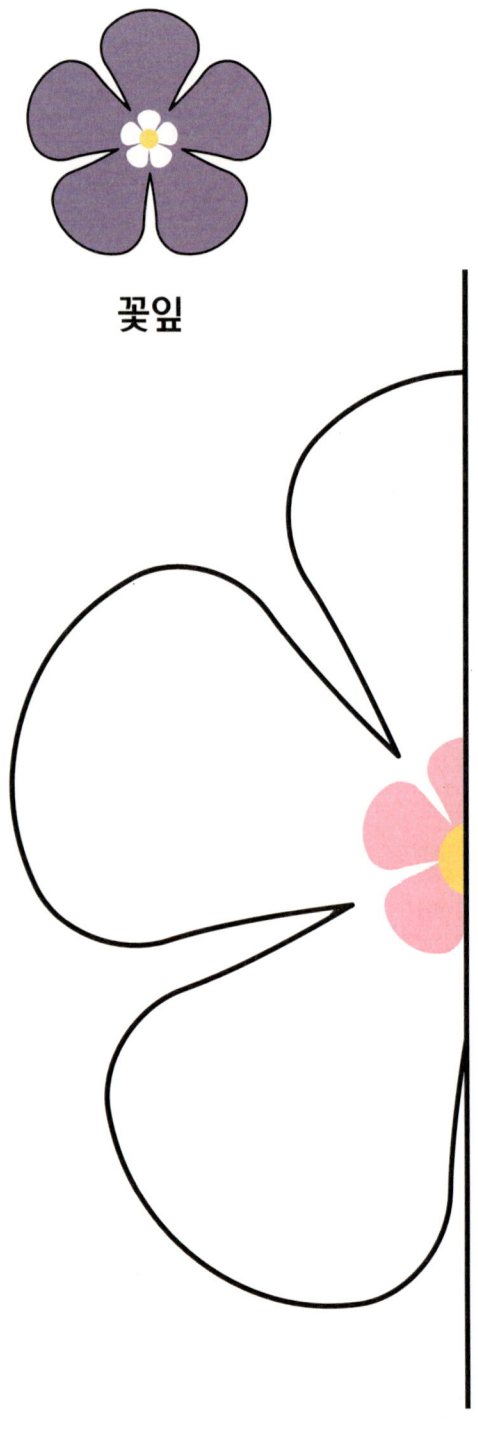

꽃잎

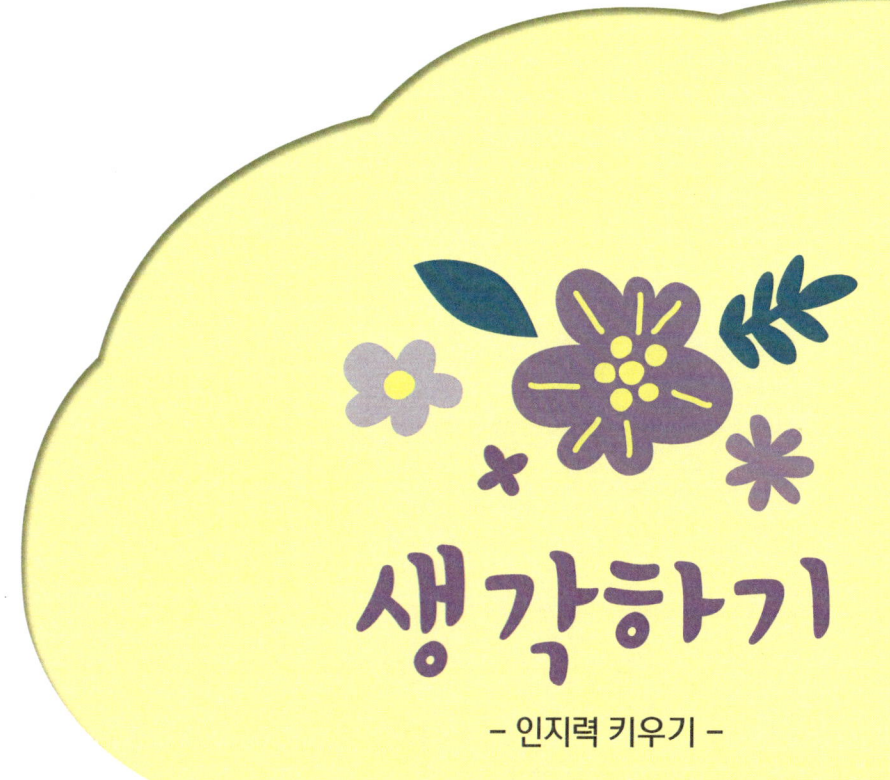

생각하기
− 인지력 키우기 −

CHAPTER 2

년　　　월　　　일　　　요일

생각하기 하나

생각피움

나를 소개하기

| 이름 | | 성별 | |

| 생년월일 | | 연락처 | |

| 사는 곳 | |

| 잘하는 것 | | 취미 | |

| 좋아하는 음식 | | 싫어하는 음식 | |

| 하고싶은 말 | |

통합본 하나
생각피움

년   월   일   요일

오늘 나의 하루는?

일어나서 한 일	

오후에 한 일	

저녁에 한 일	

오늘 느낀 생각	

시계를 그려보아요

현재 시계를 보지 않고 생각나는 대로 그려보세요.

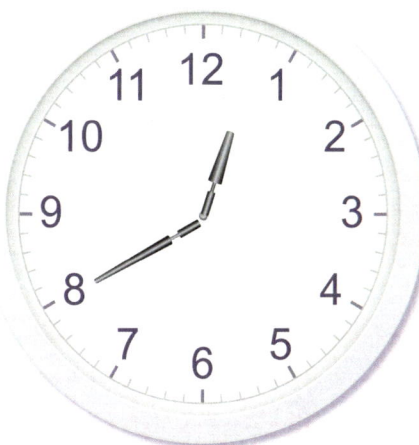

| 오후 | 12 : 40 |

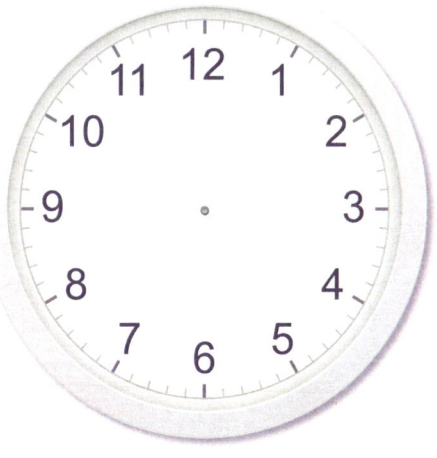

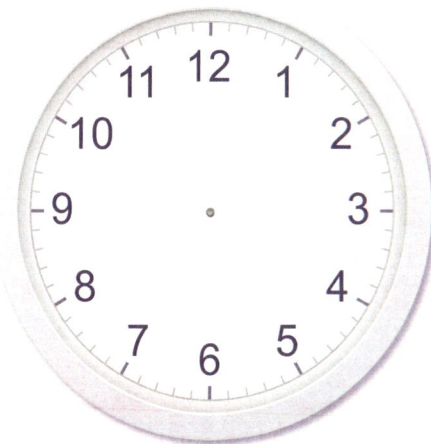

| | : |

| | : |

초성 맞추기

초성 힌트를 보고 건물이름을 적어보세요.

ㅇㅎ	은행

ㅇㅊㄱ	

ㅂ원	

ㅂㅎ점	

학ㄱ	

경ㅊㅅ	

교ㅎ	

ㅁㅌ	

ㅂ건ㅅ	

소ㅂ서	

년   월   일   요일

똑같이 그리세요

왼쪽에 있는 그림을 똑같이 오른쪽에 그리세요.

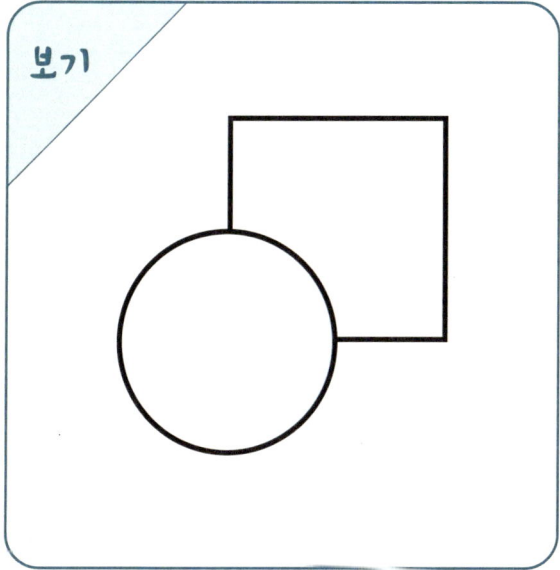

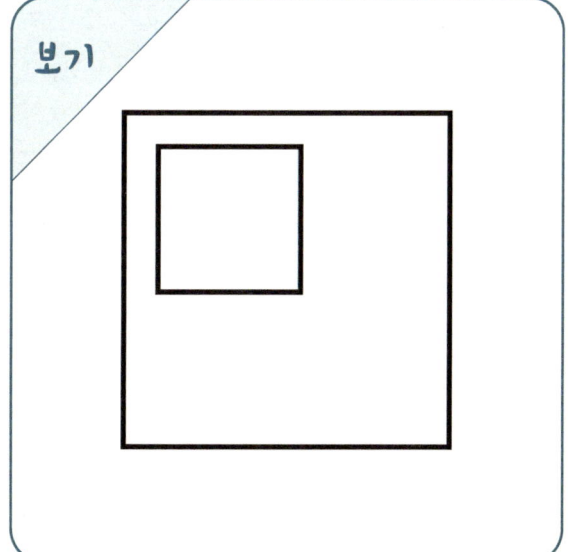

년 월 일 요일

숫자 찾기

숫자 7을 찾아보세요.(총 13개)

57347	97235
23587	69837
36382	37897
78937	23752
13275	21376
76213	12346

년   월   일   요일

명함 만들기

위 명함을 보고 아래에 자신의 명함을 만들어보세요.

보기

오늘도 행복하세요^^

홍 길 동

행복시 행복구 행복동 1번지
02-1234-5678
happy@happiness.com

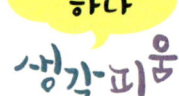

년　월　일　요일

색칠해 보세요

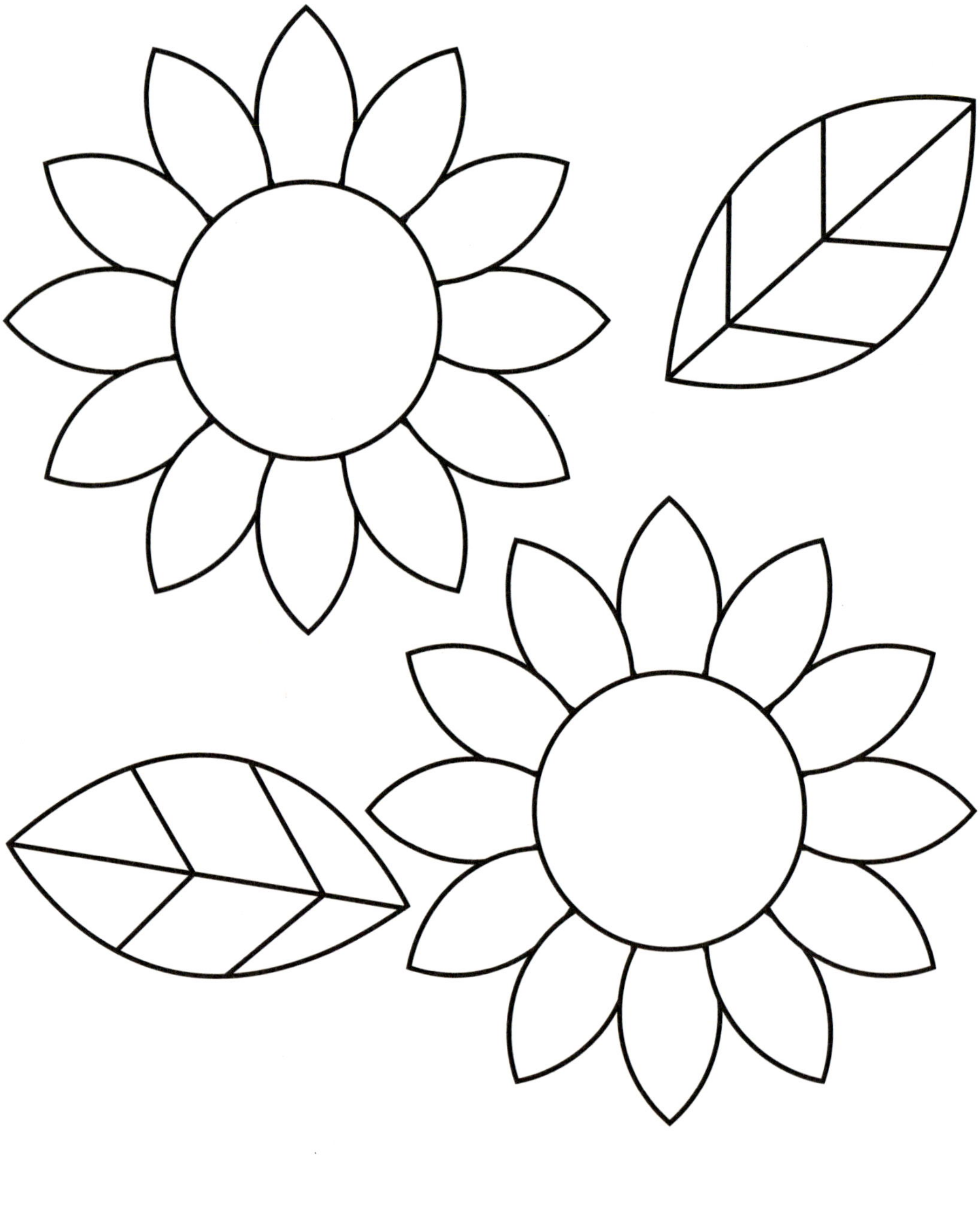

초성 맞추기

초성힌트를 보고 동물이름을 적어보세요.

다람ㅈ	다람쥐

펭ㄱ	

사ㅈ	

강ㅇㅈ	

ㅌ끼	

ㅎ랑ㅇ	

얼ㄹㅁ	

고ㅇㅇ	

ㅋ끼ㄹ	

독ㅅ리	

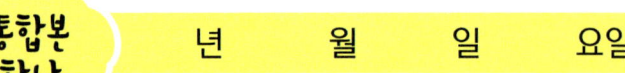

글자 찾기

아래 표에서 '행'과 '복'을 찾아보세요.

가	박	홍	채	행
롯	복	궁	찾	길
룻	북	곱	눈	돌
궁	앵	행	복	처
행	콩	차	눕	궁

년   월   일   요일

똑같이 그리세요

왼쪽에 있는 그림을 똑같이 오른쪽에 그리세요.

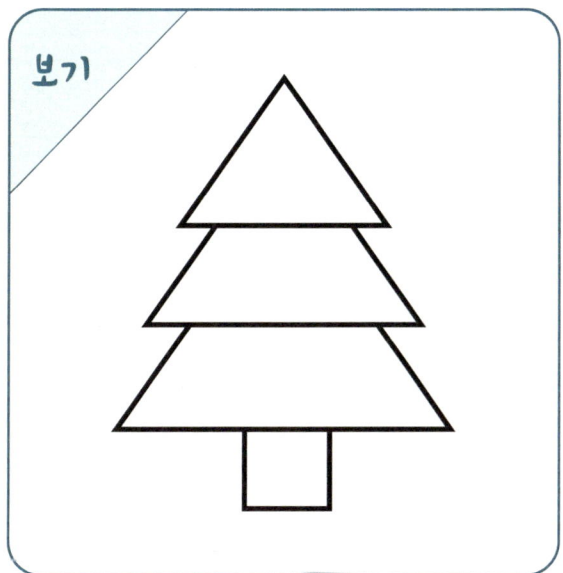

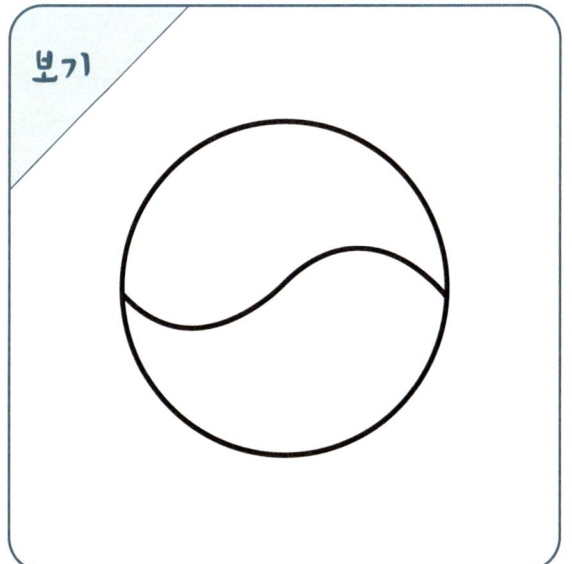

숫자 찾기

숫자 2을 찾아보세요.(총 9개)

37897	13275
97235	23752
21376	57347
23587	78937
12346	76213
36382	69837

년   월   일   요일

숫자 쓰기

숫자를 순서대로 써보세요.

1		3	4				8
	10						
				21			
					30		
	35						
41							
				53			
							64

숫자 계산하기

숫자를 더해보세요.

5 + 3 =

4 + 2 =

3 + 7 =

6 + 4 =

8 + 1 =

3 + 3 =

년   월   일   요일

숫자 찾아 쓰기

그림에 맞는 숫자를 찾아 쓰세요.

🐥	🐰	🌼	🌳	🪴
1	2	3	4	5

🪴	🐥	🐰	🌳	🌼
🐥	🐰	🌼	🪴	🌳
🌳	🌼	🪴	🐥	🐰

숫자 거꾸로 쓰기

왼편의 숫자를 보고 거꾸로 숫자를 적어보세요.

17 »	71
43 »	
759 »	
183 »	
197 »	
834 »	

년   월   일   요일

칸 채우기

위의 그림을 보고 같은 위치에 색칠해 주세요.

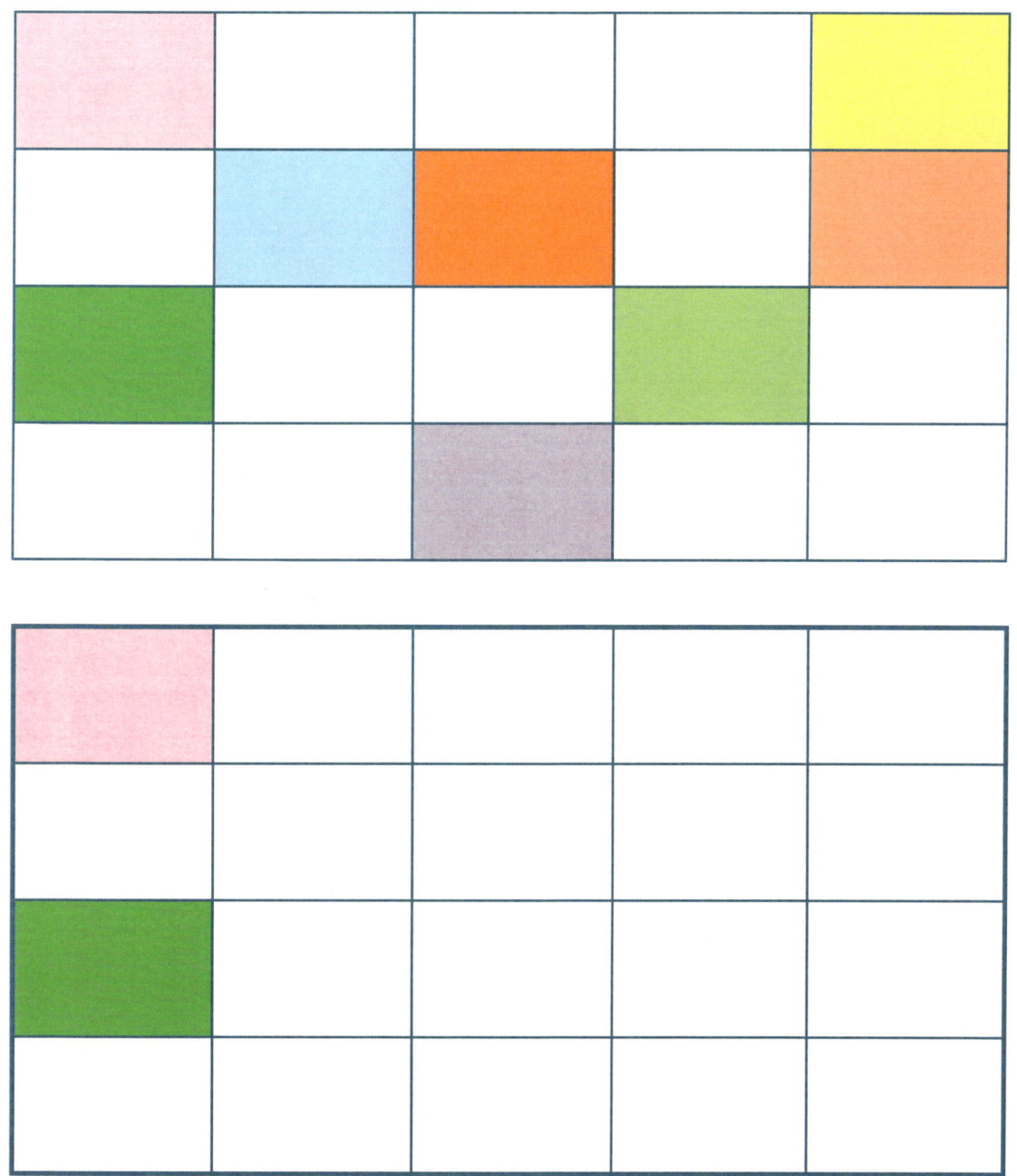

숫자 색칠하기

숫자에 맞는 색깔을 골라 색칠해 주세요.

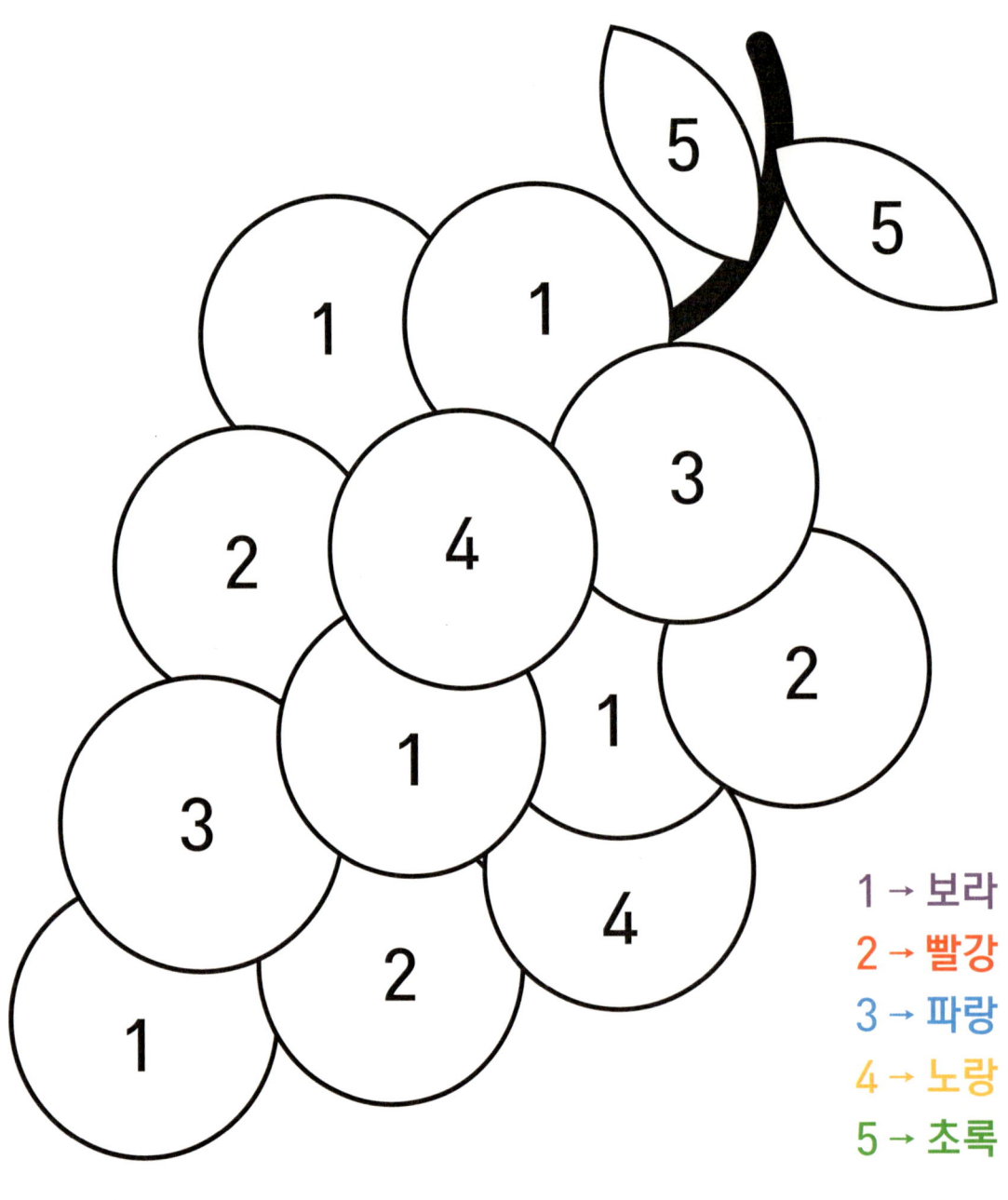

1 → 보라
2 → 빨강
3 → 파랑
4 → 노랑
5 → 초록

번호 순서대로 선 잇기

숫자 순서대로 선을 이어보세요. 무슨 모양이 완성될까요?

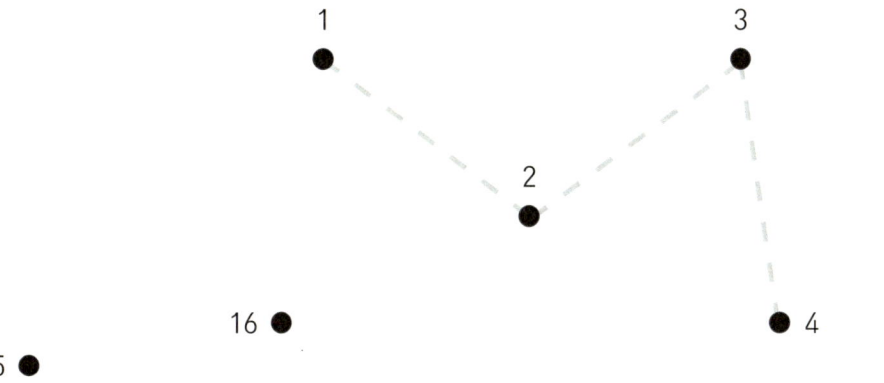

년   월   일   요일

음식 재료 준비하기

김치찌개에 들어가는 재료를 자유롭게 적어보세요.

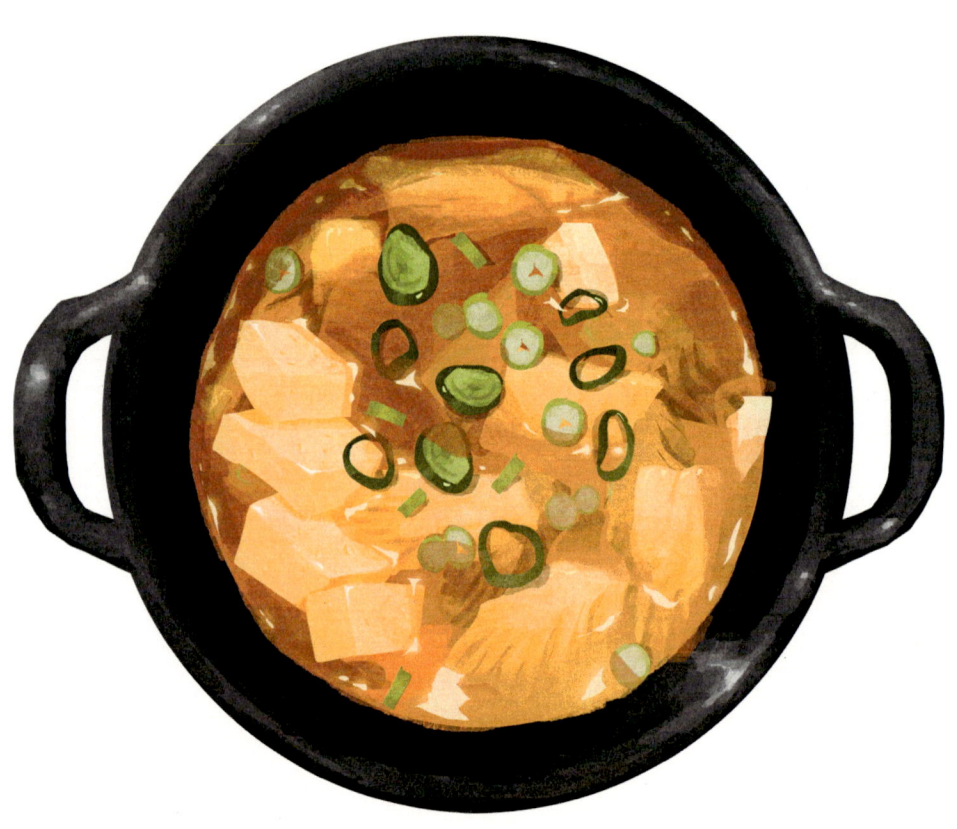

김치,
_____
_____
_____
_____
_____

년   월   일   요일

무엇을 만들 수 있을까요?

다음 사진을 보고 해당 재료로 만들 수 있는 음식을 적어보세요.

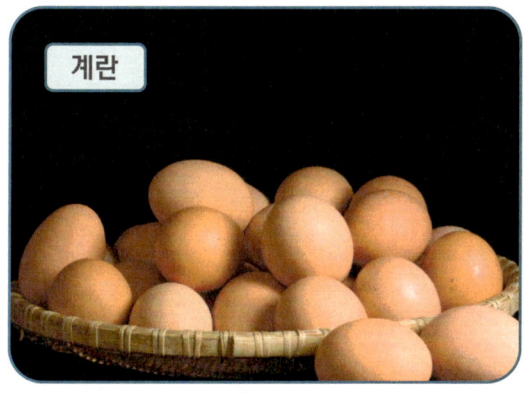

계란말이,

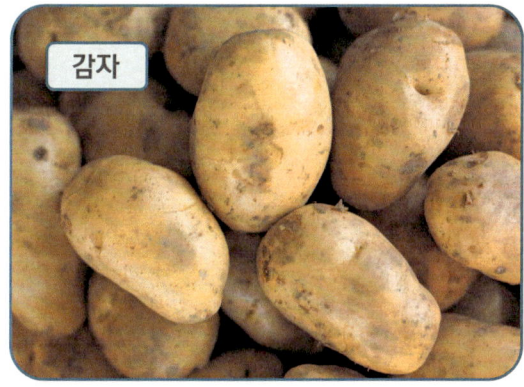

감자튀김,

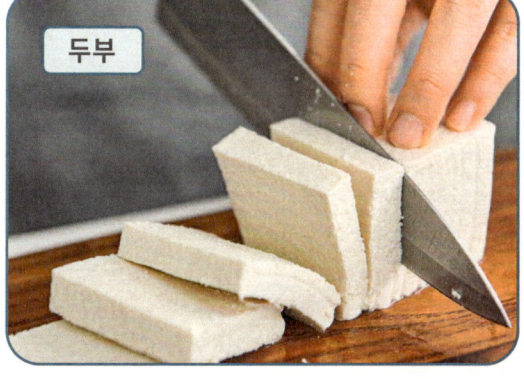

두부조림,

년 월 일 요일

종이 모자이크

색종이를 찢거나 잘라 꽃잎에 붙여주세요.

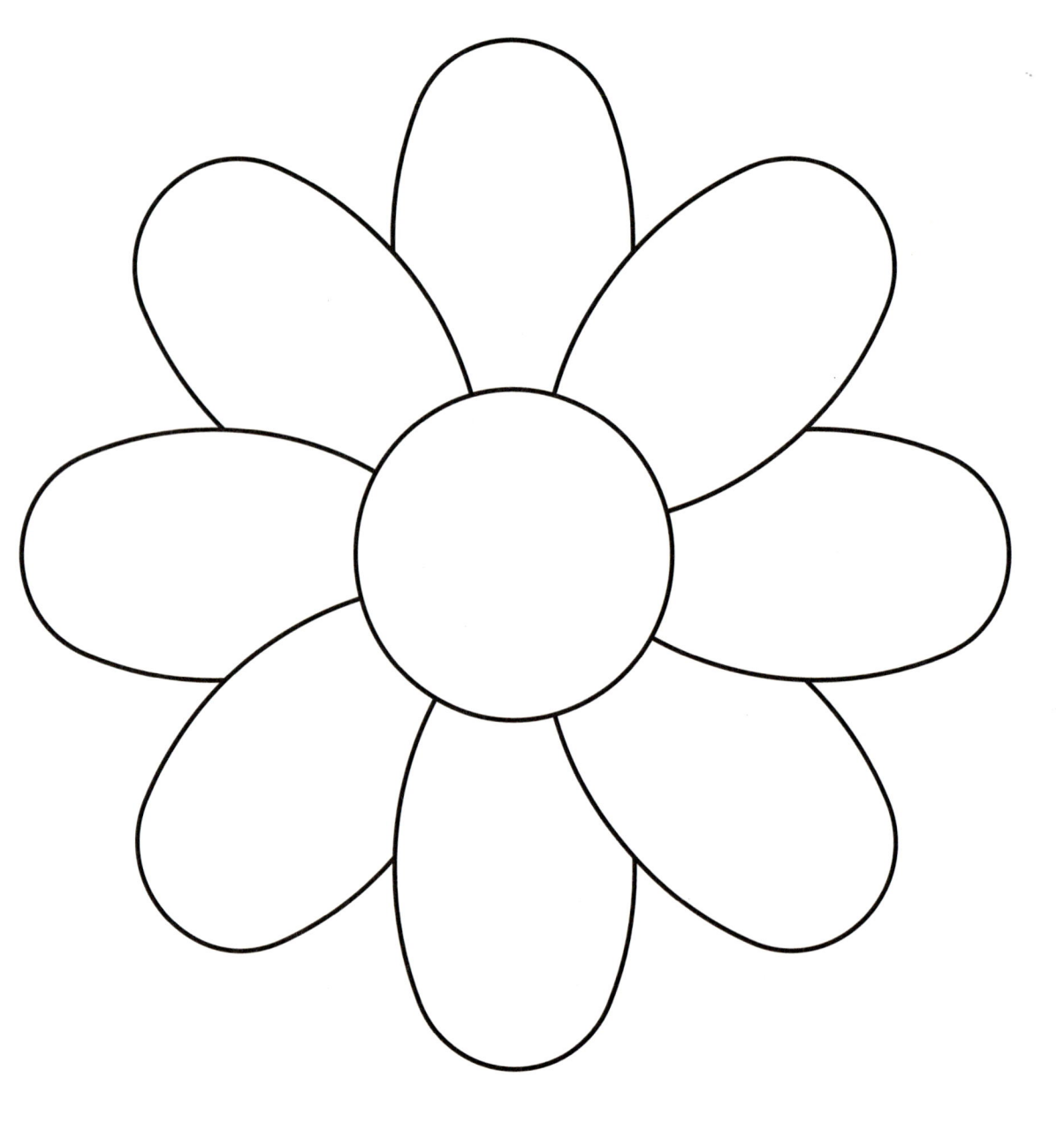

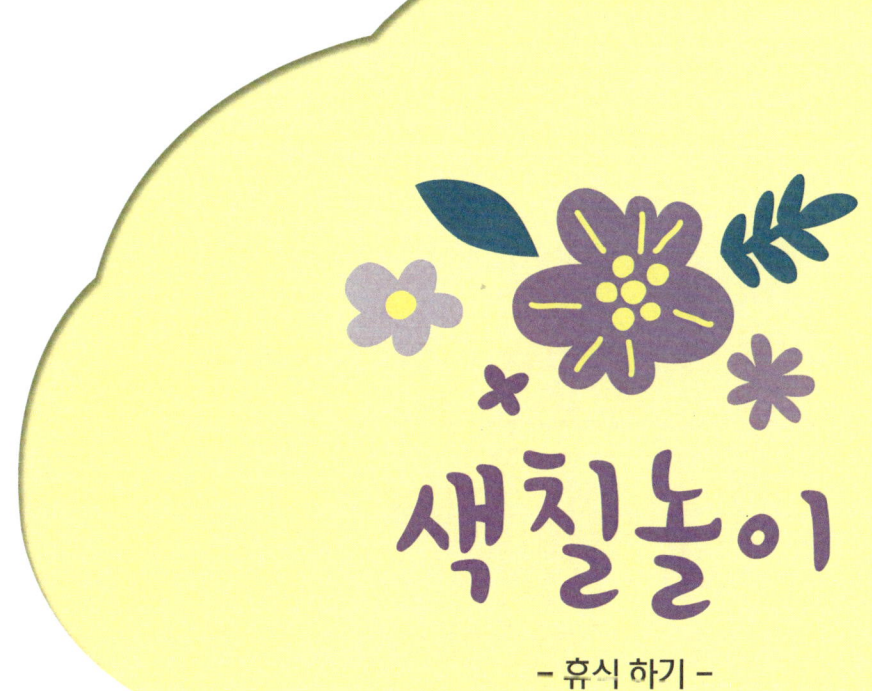

CHAPTER 3

년   월   일   요일

피망

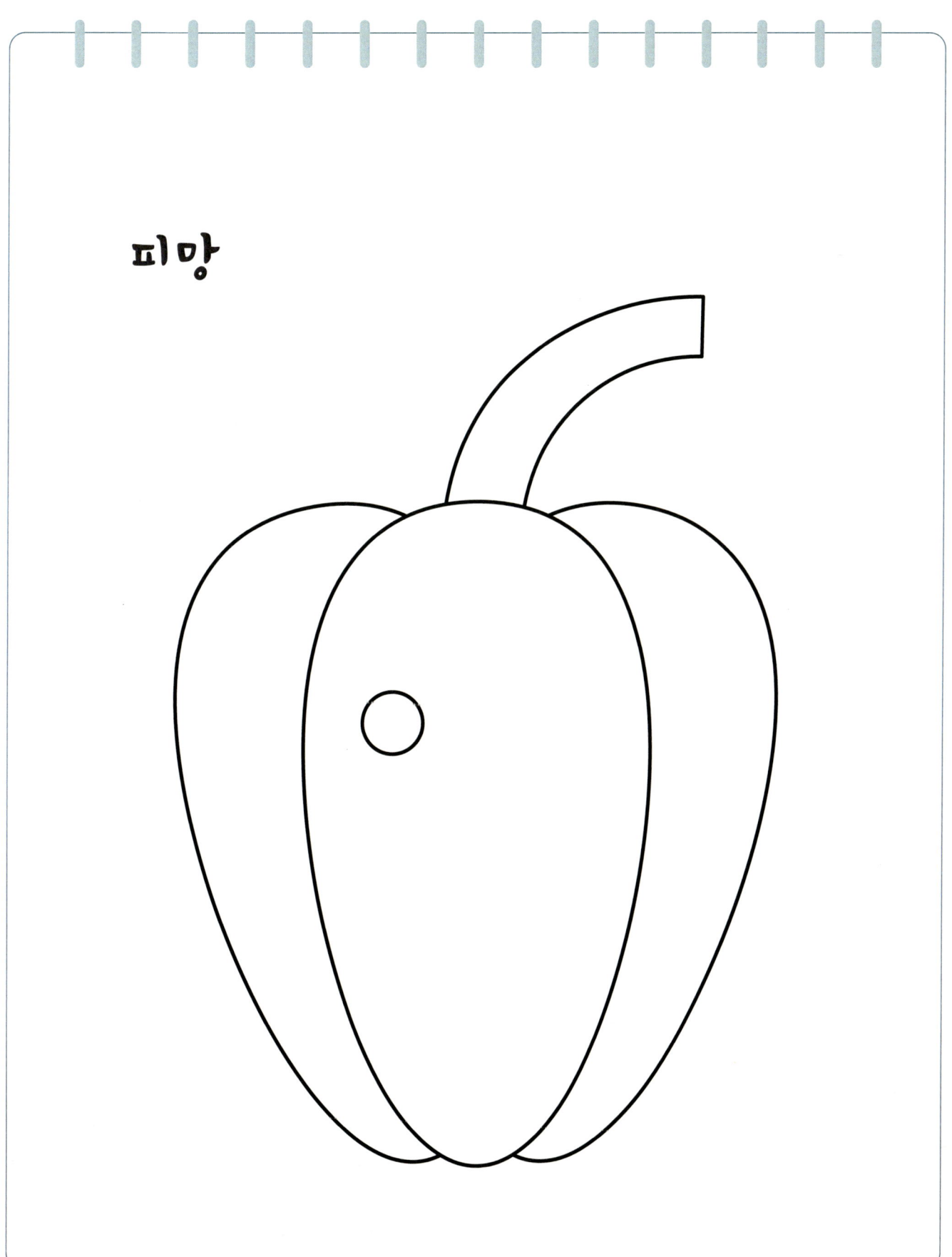

버섯

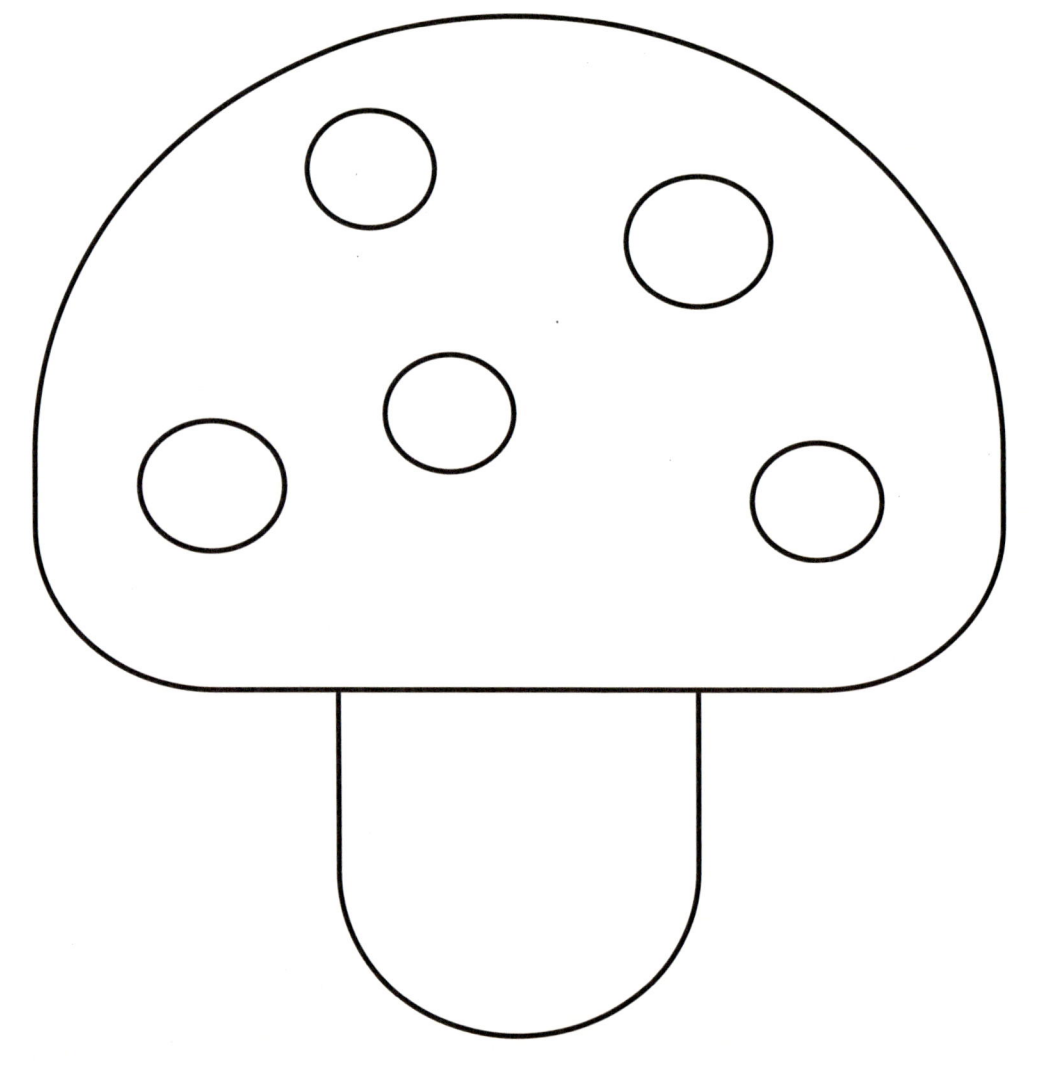

년   월   일   요일

도토리

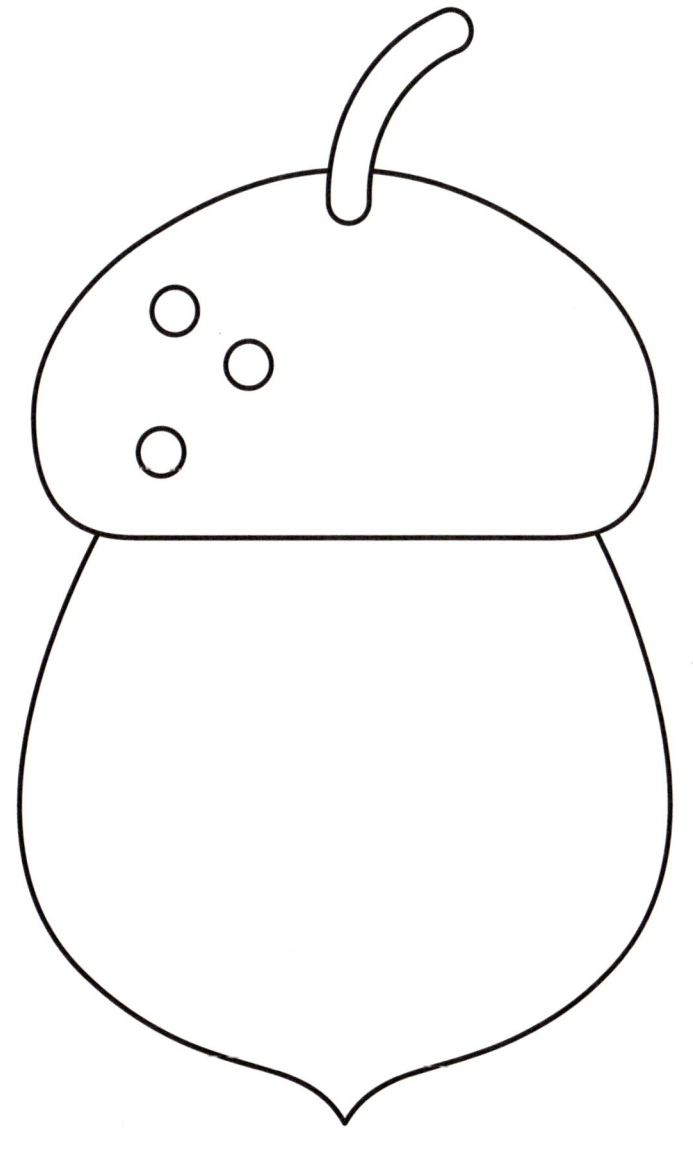

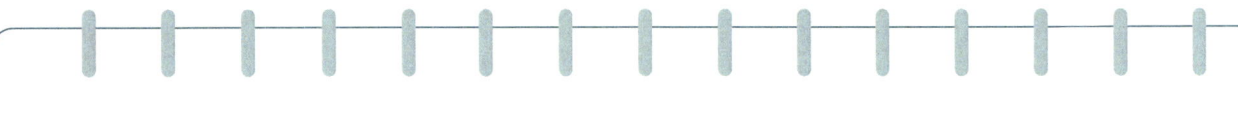

단감

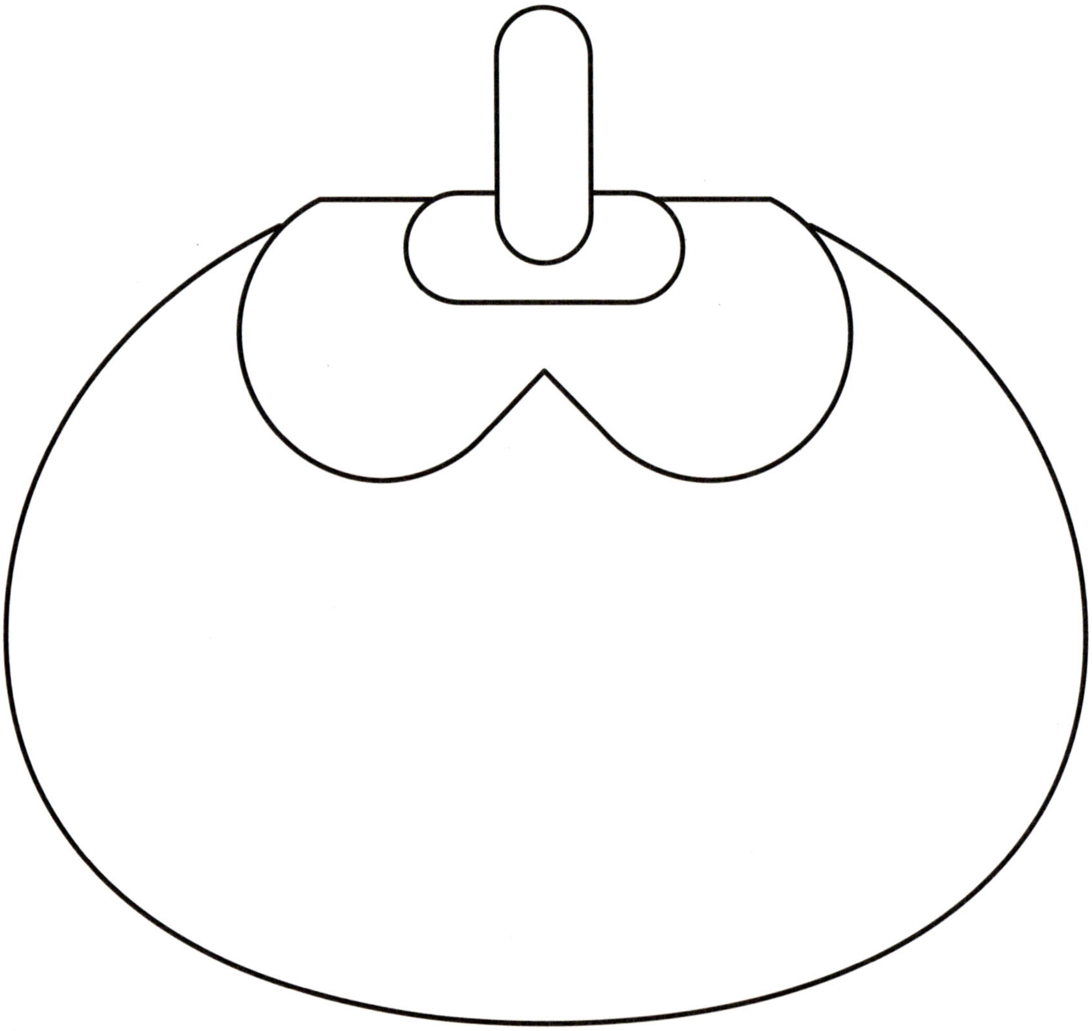

년　　월　　일　　요일

가지

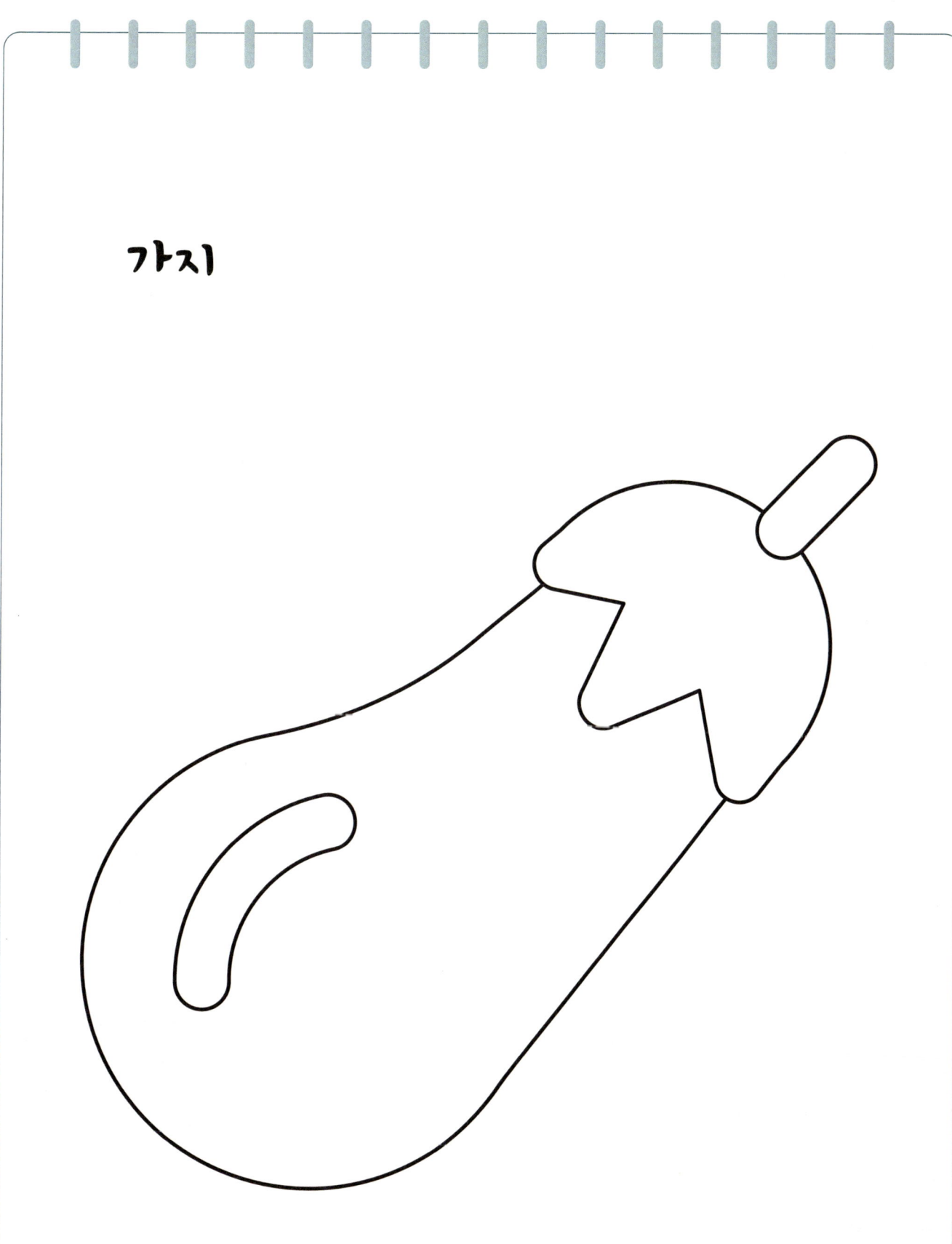

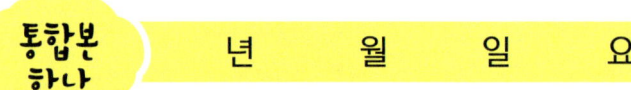

년   월   일   요일

밤

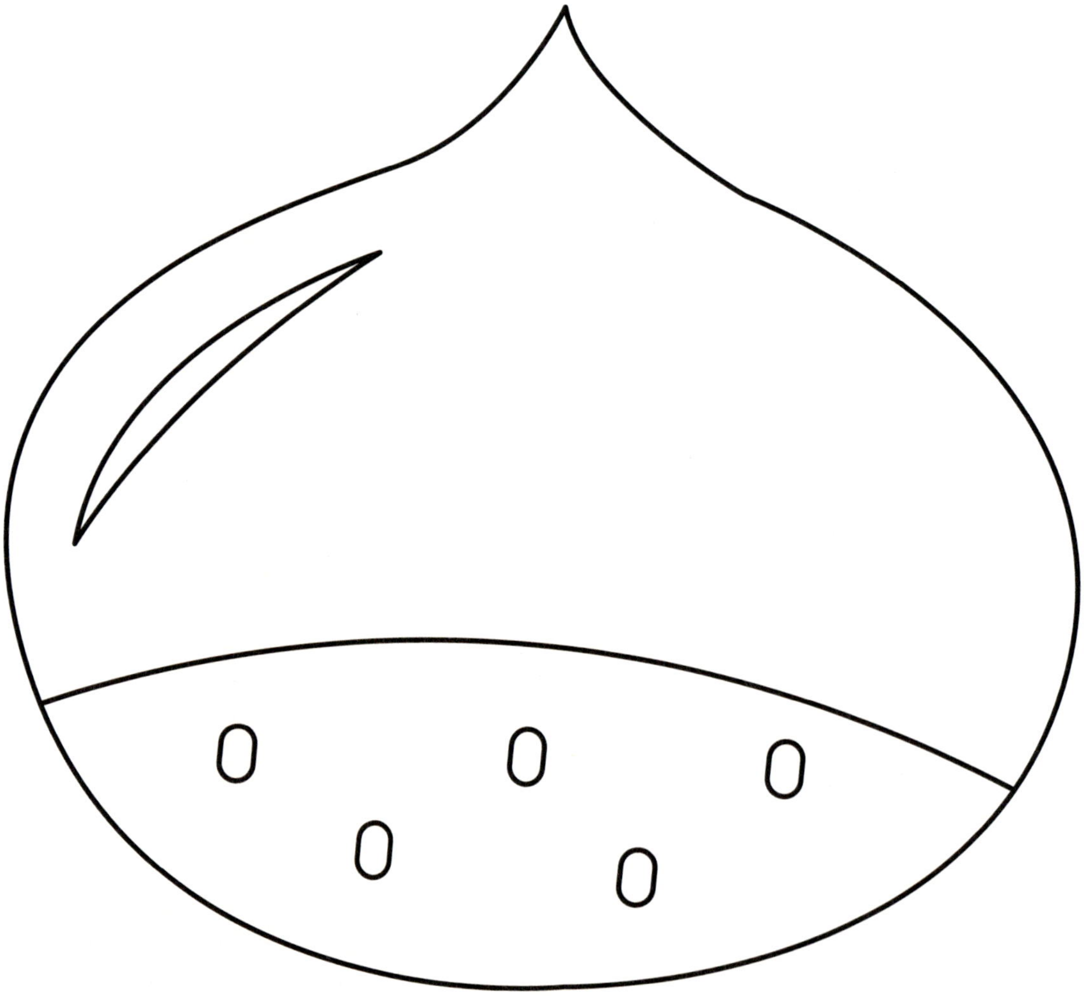

년   월   일   요일

딸기

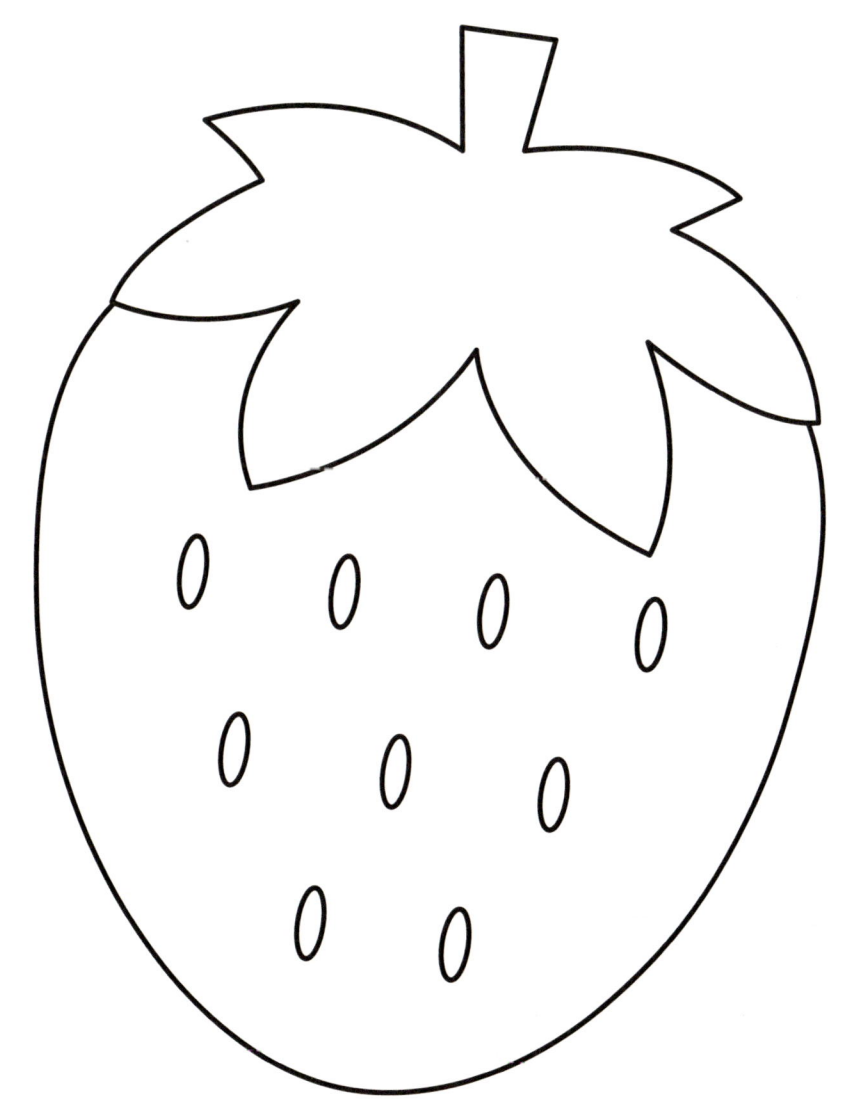

완두콩

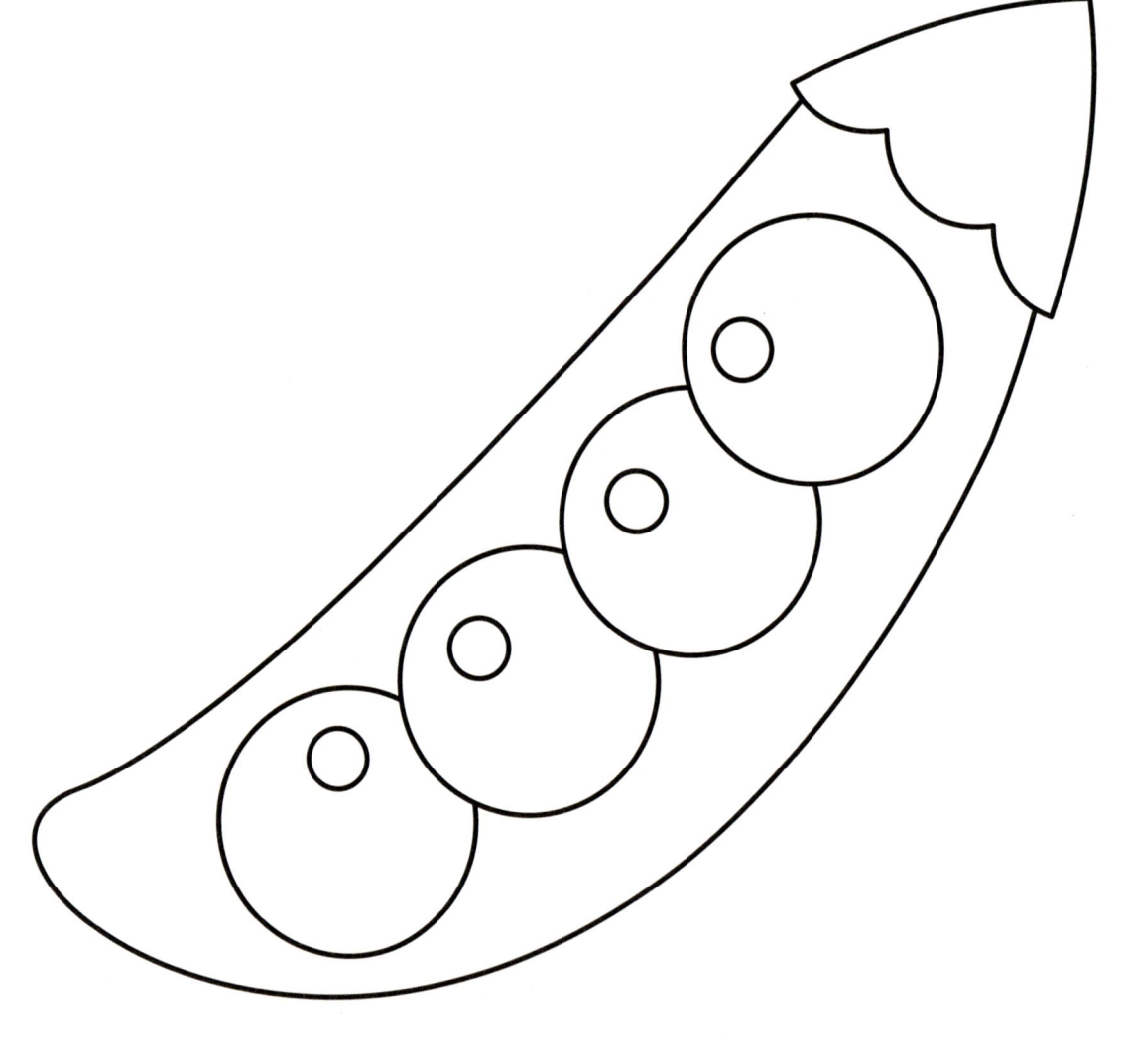

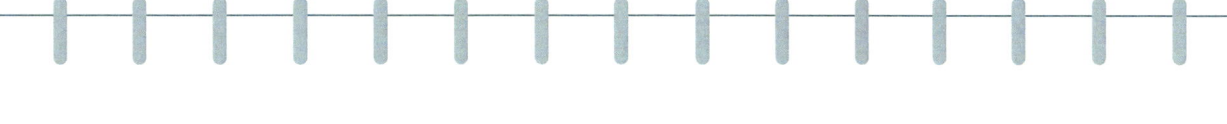

귤

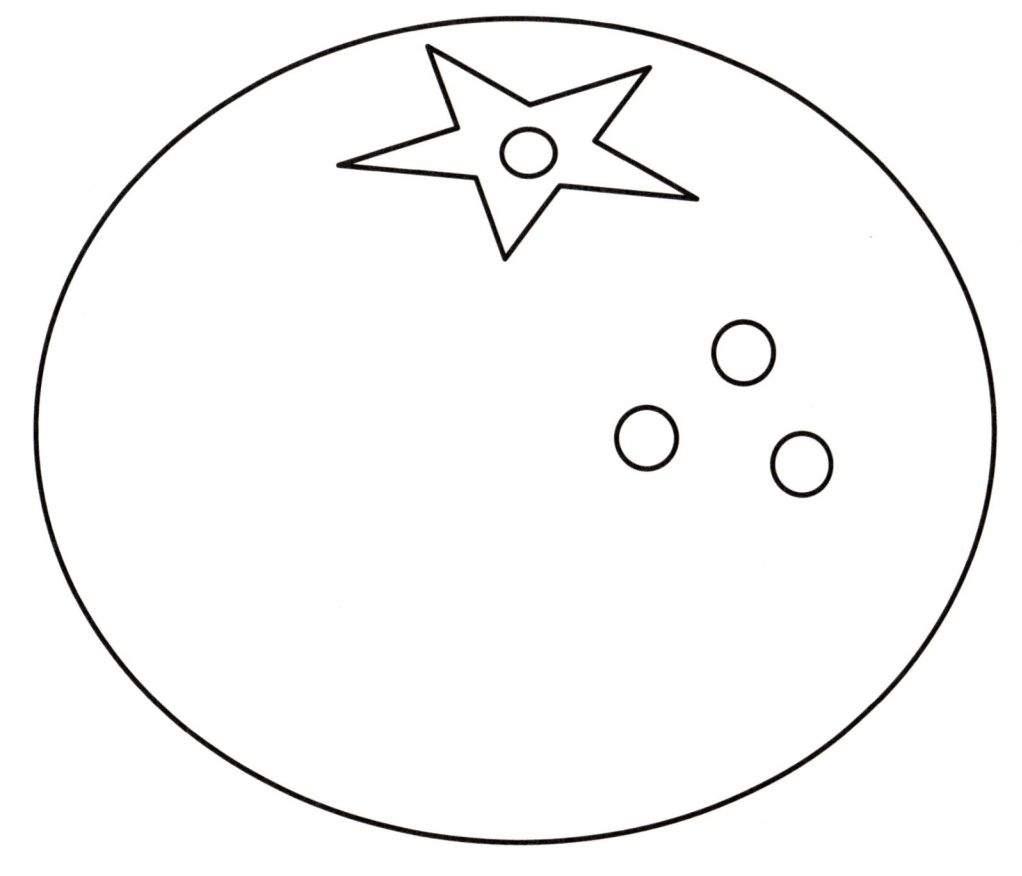

사과

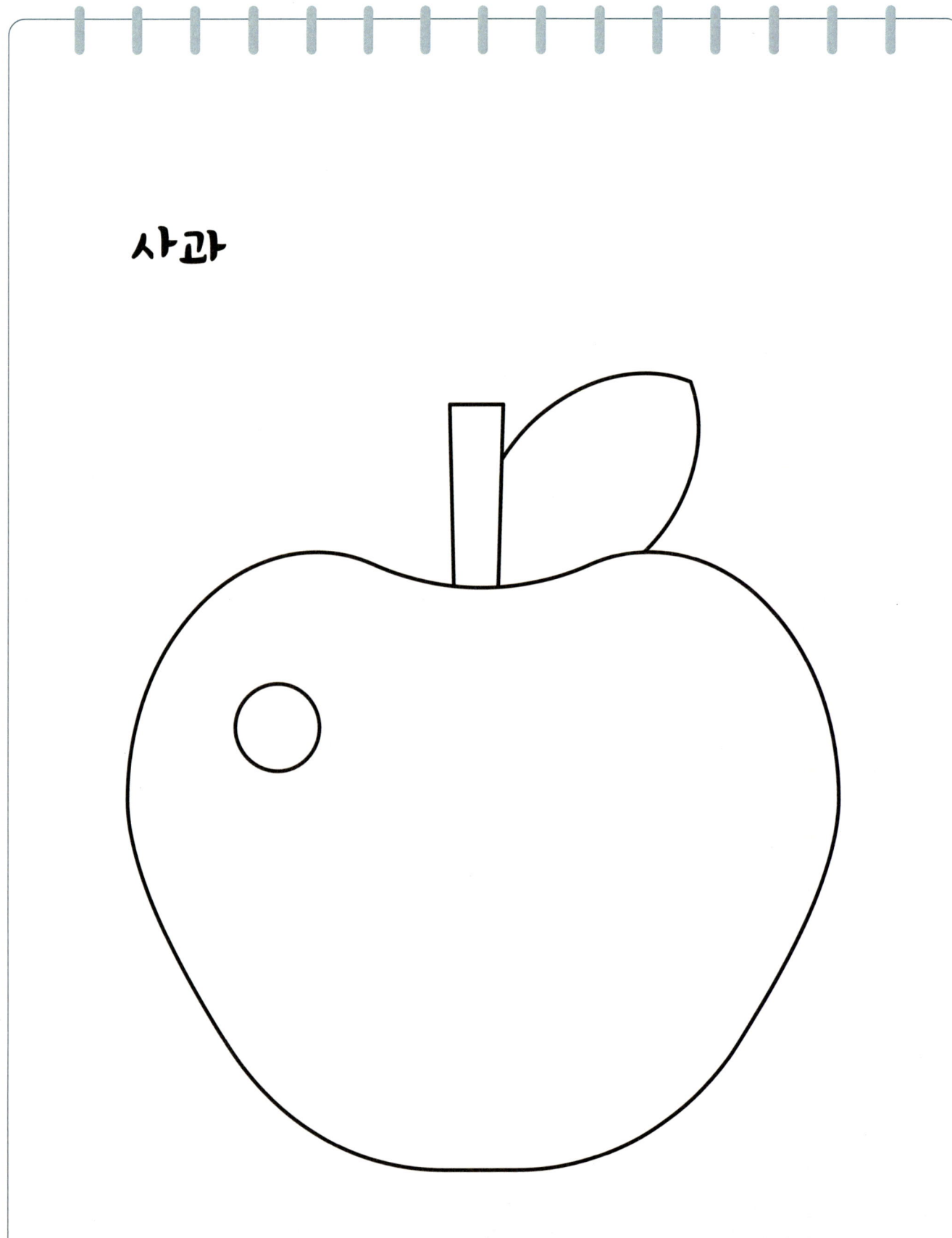

년   월   일   요일

포도

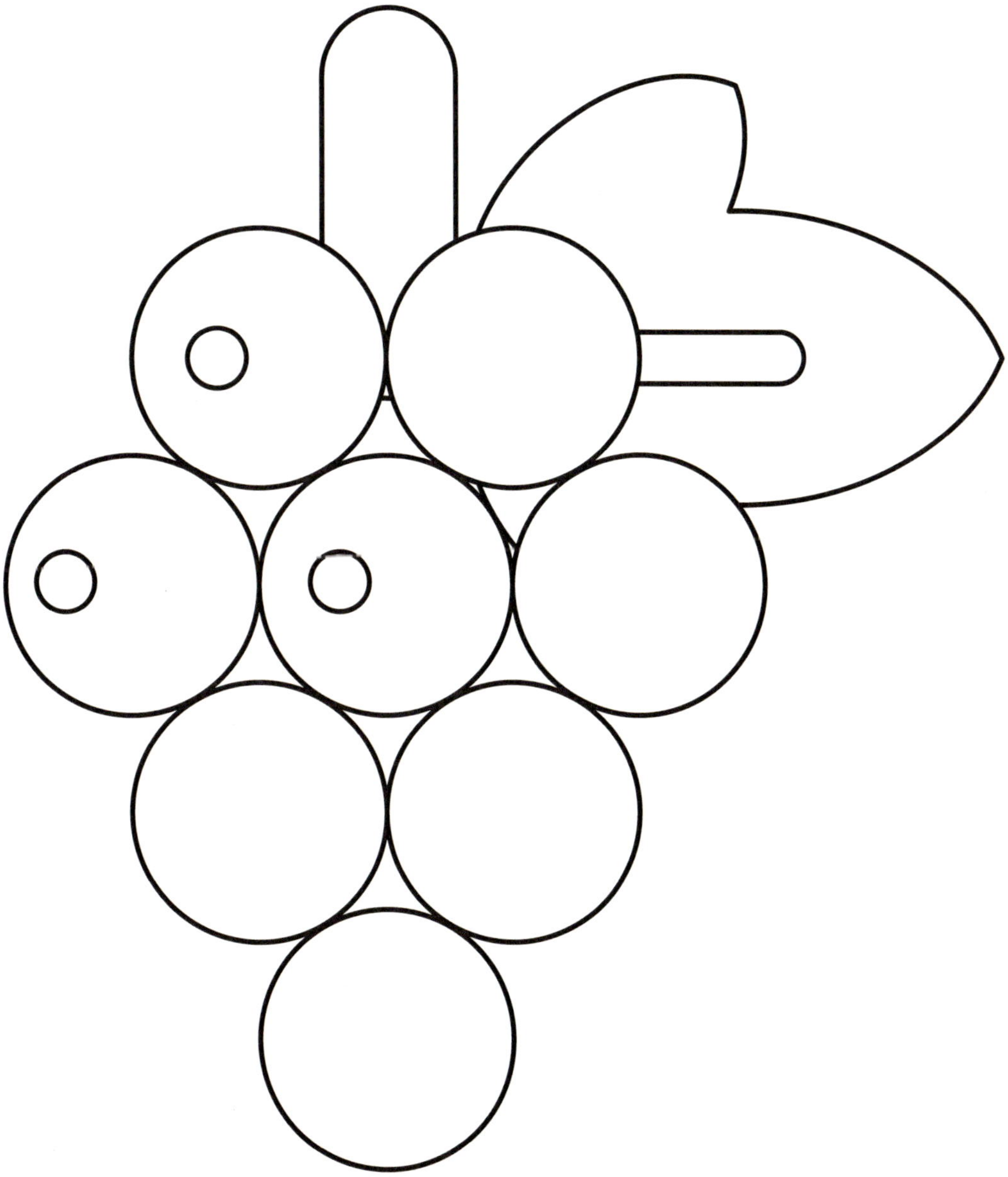

옥수수

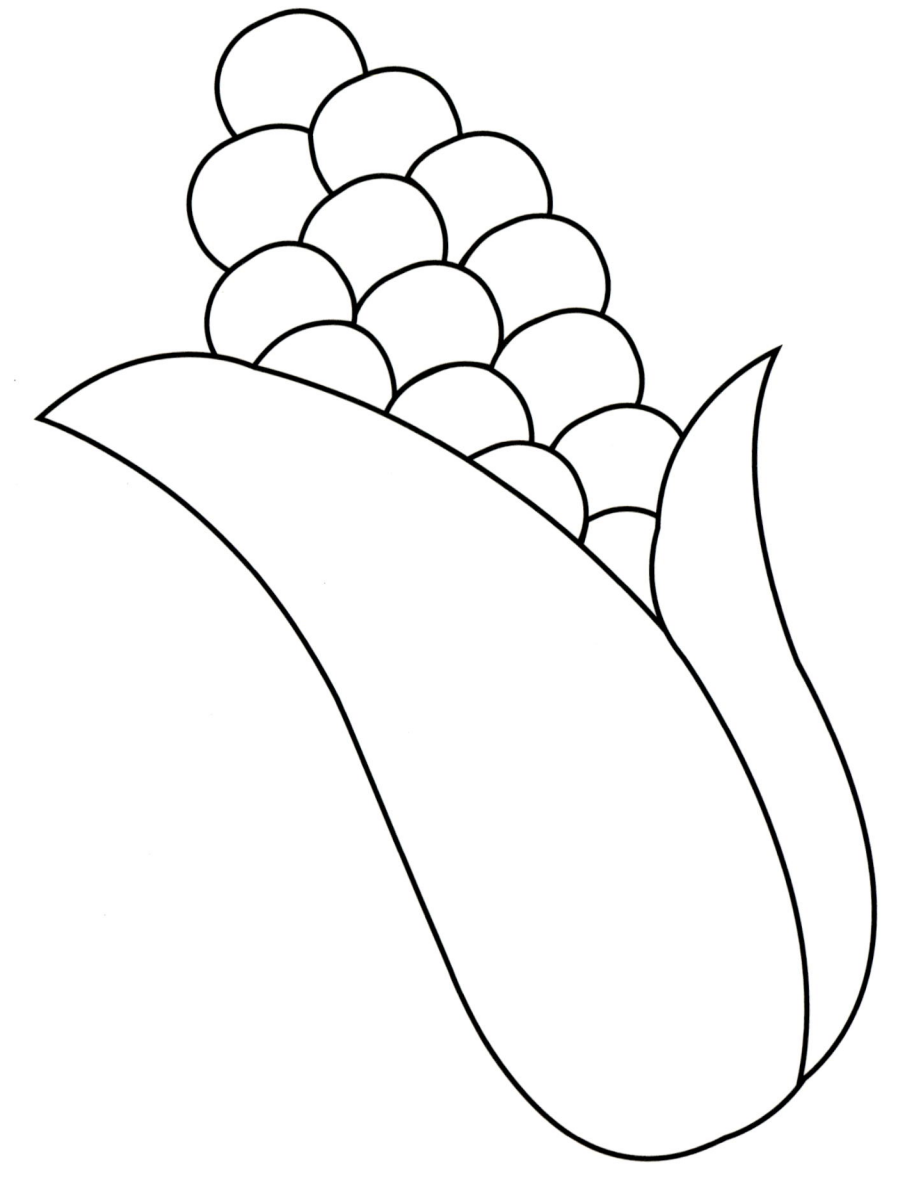

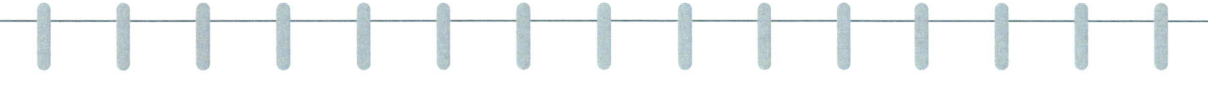

당근

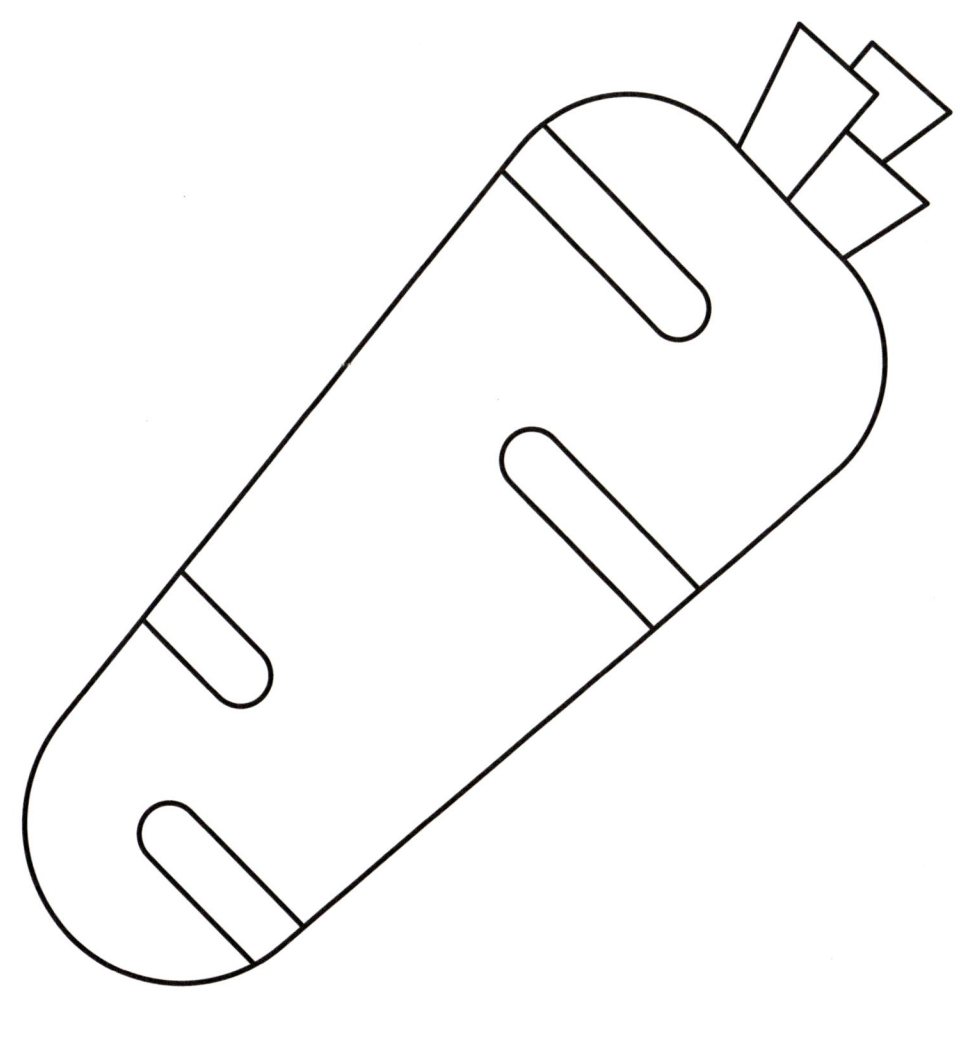

방울토마토

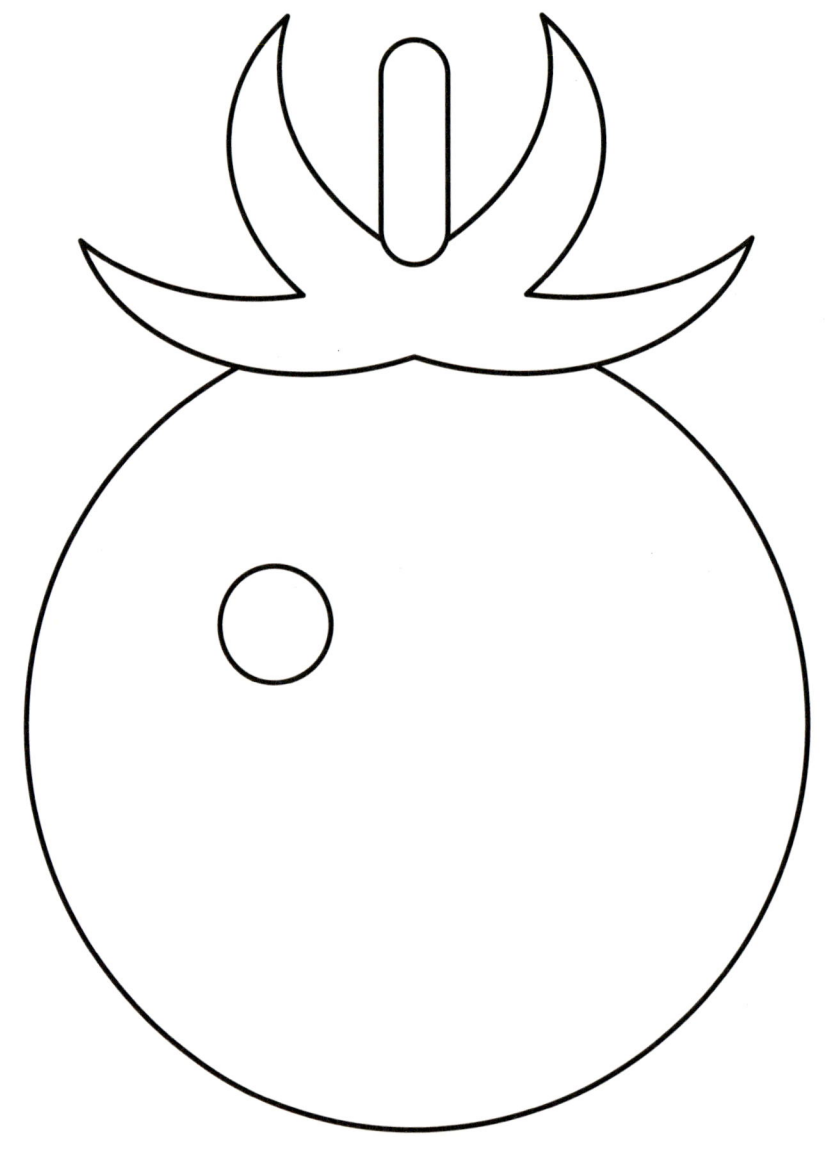

블루베리

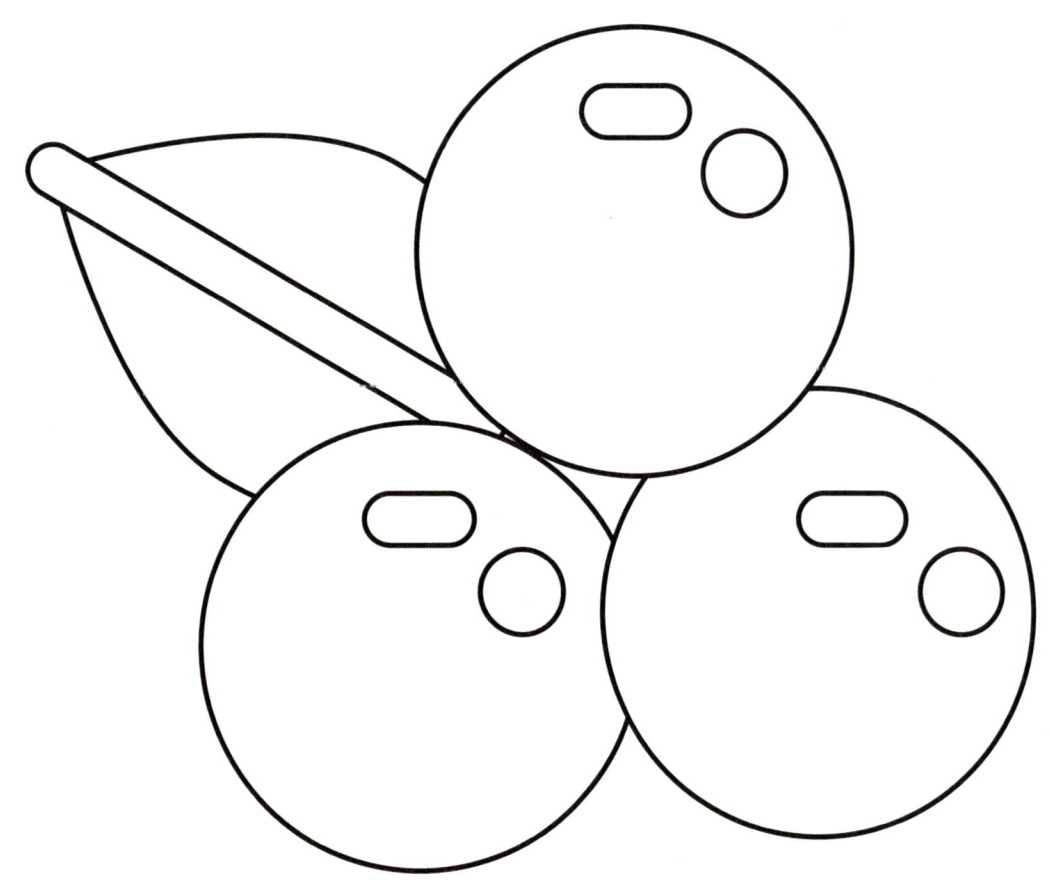

년 월 일 요일

브로콜리

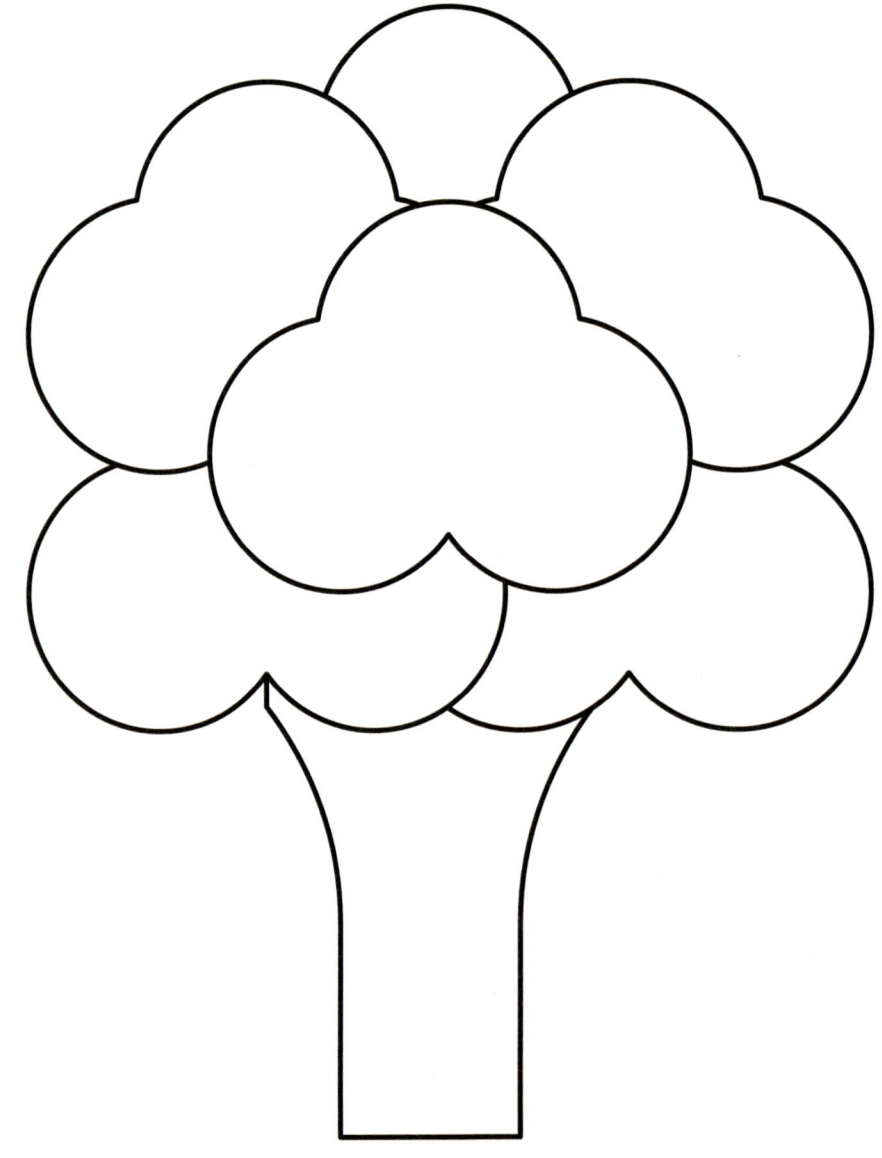

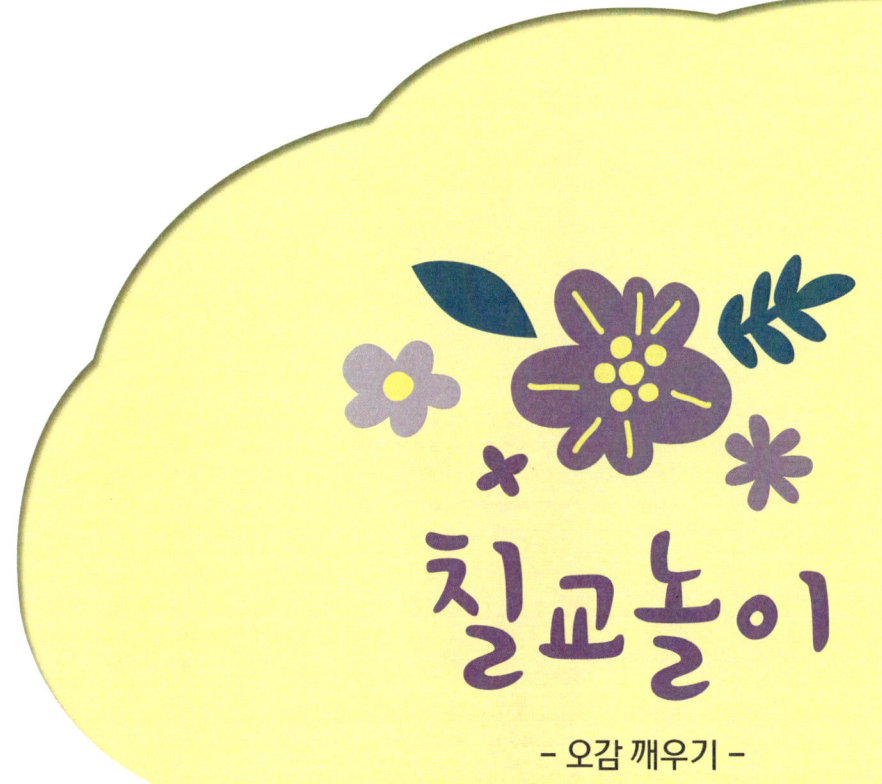

칠교놀이
- 오감 깨우기 -

CHAPTER 4

삼각형 칠교조각

삼각형을 칠교 조각에서 찾아 풀로 붙이세요.

보기

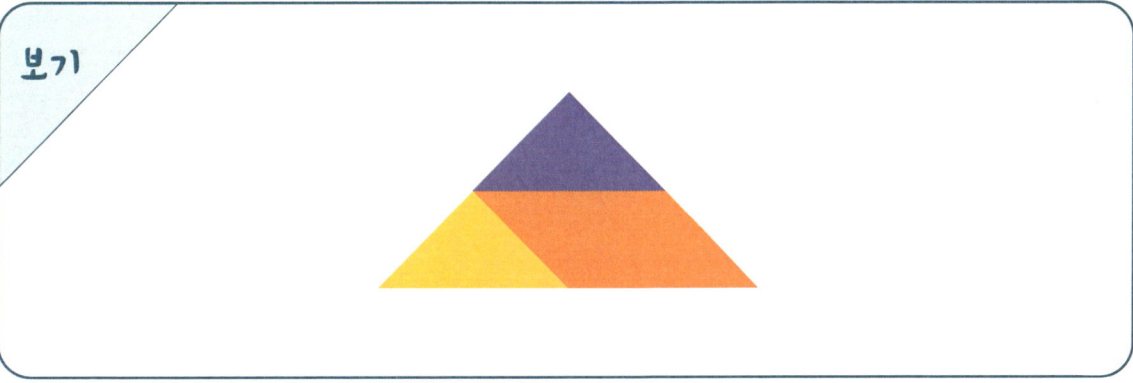

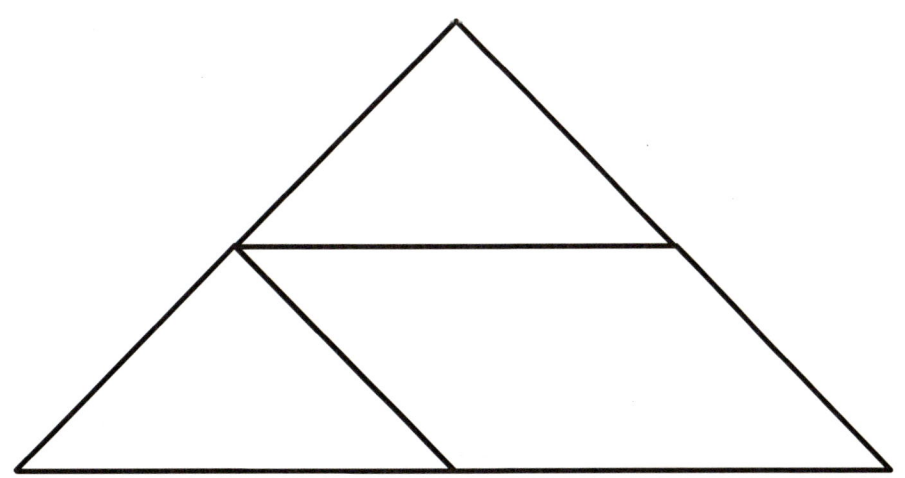

삼각형 칠교조각

삼각형을 칠교 조각에서 찾아 풀로 붙이세요.

보기

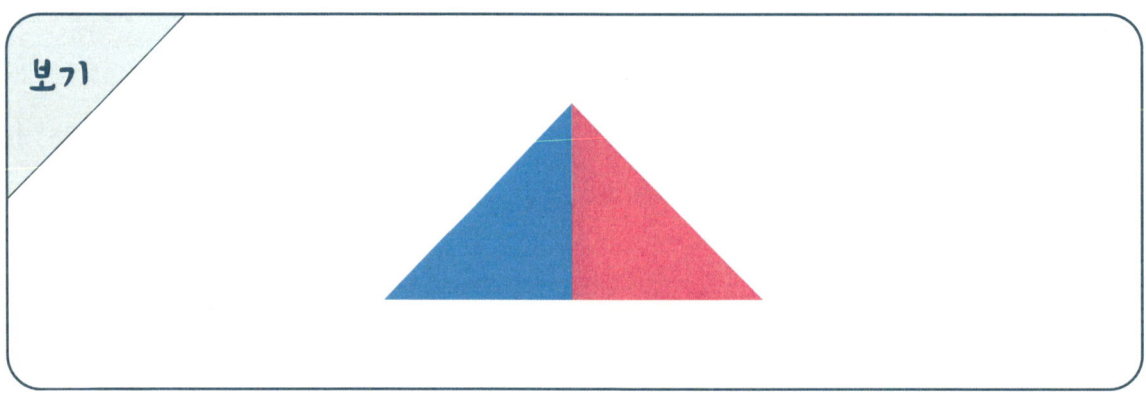

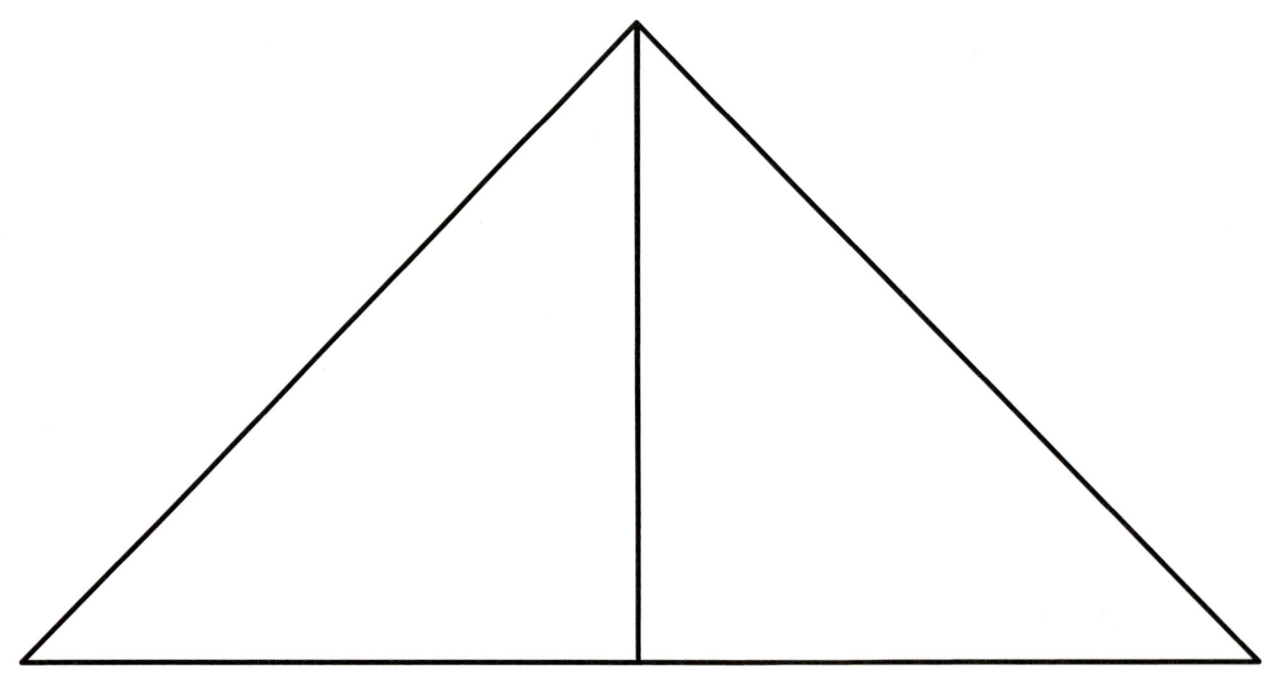

삼각형 칠교조각

삼각형을 칠교 조각에서 찾아 풀로 붙이세요.

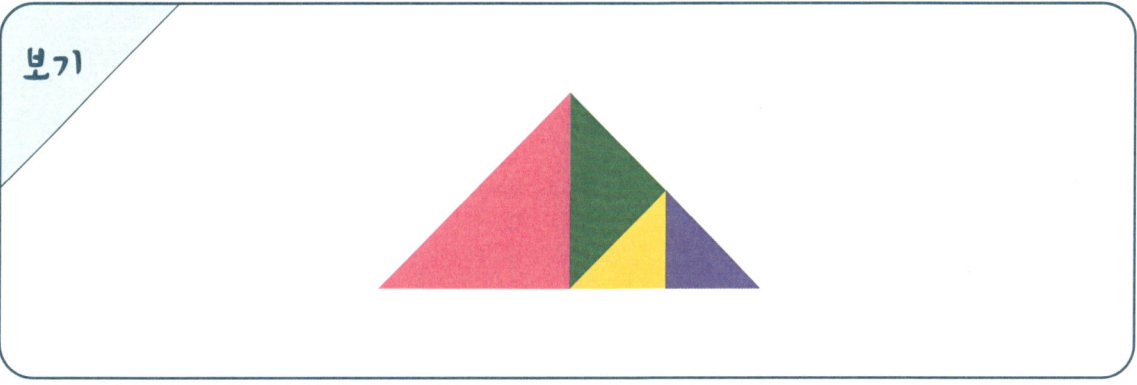

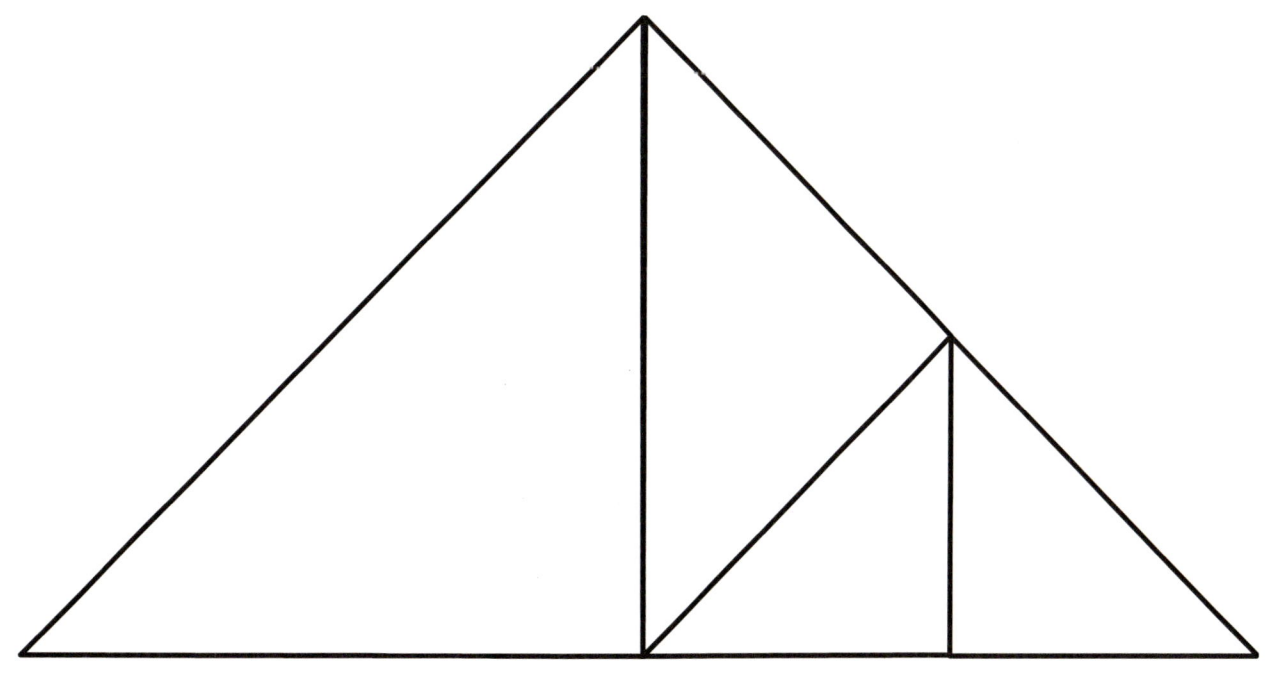

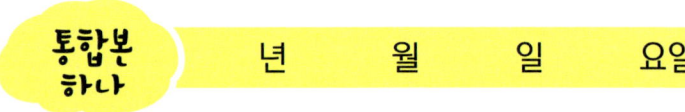

정사각형 칠교조각

정사각형을 칠교 조각에서 찾아 풀로 붙이세요.

보기
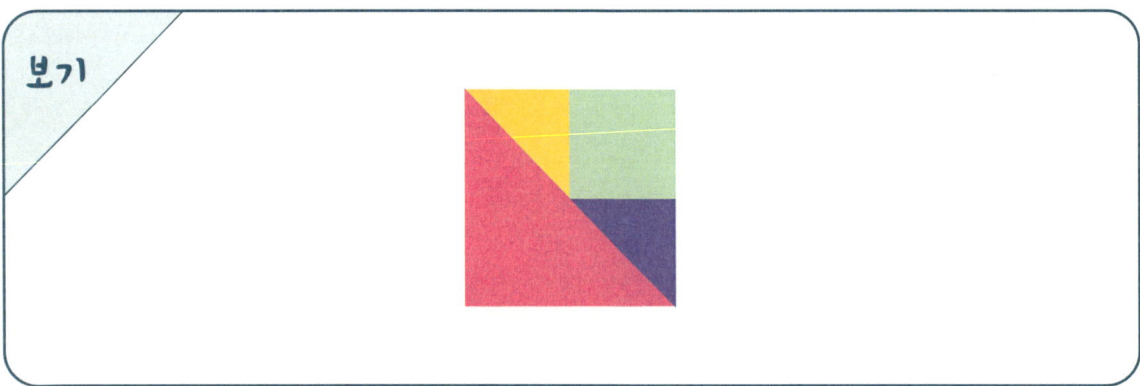

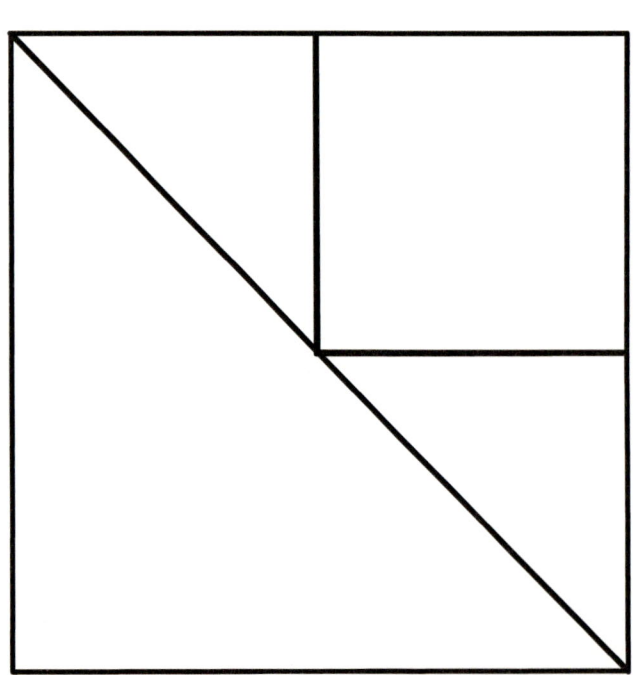

직사각형 칠교조각

직사각형을 칠교 조각에서 찾아 풀로 붙이세요.

보기

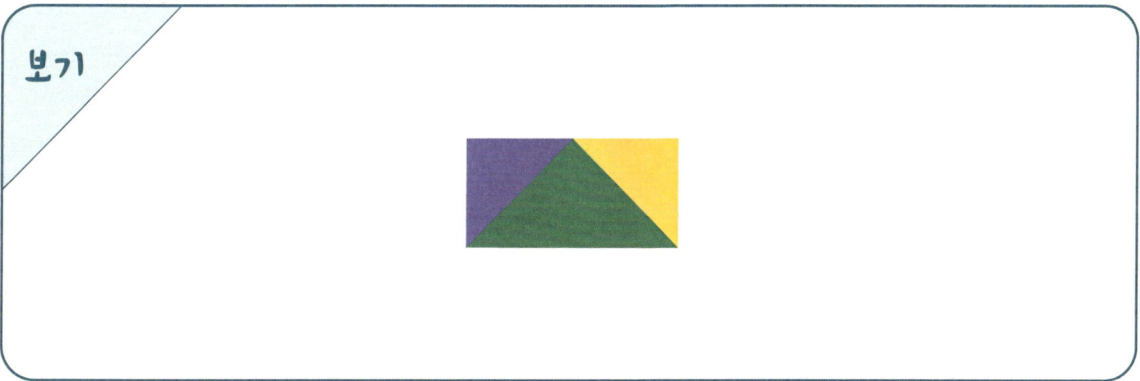

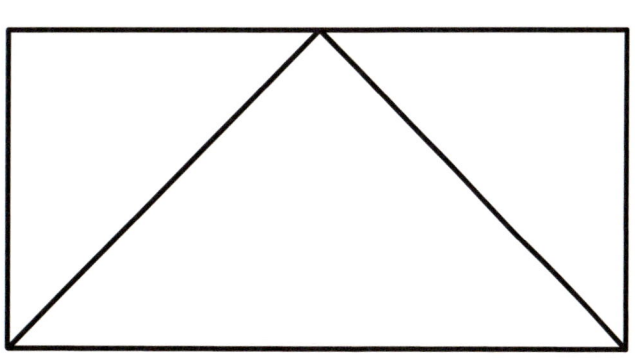

직사각형 칠교조각

직사각형을 칠교 조각에서 찾아 풀로 붙이세요.

보기

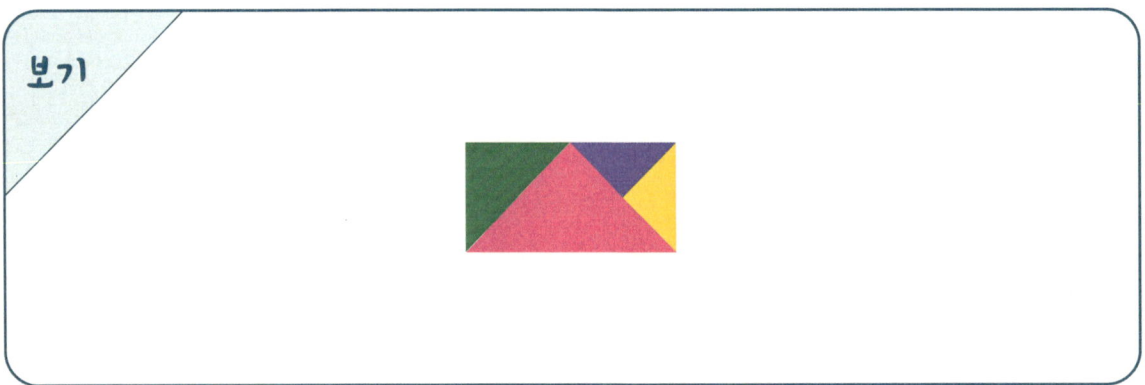

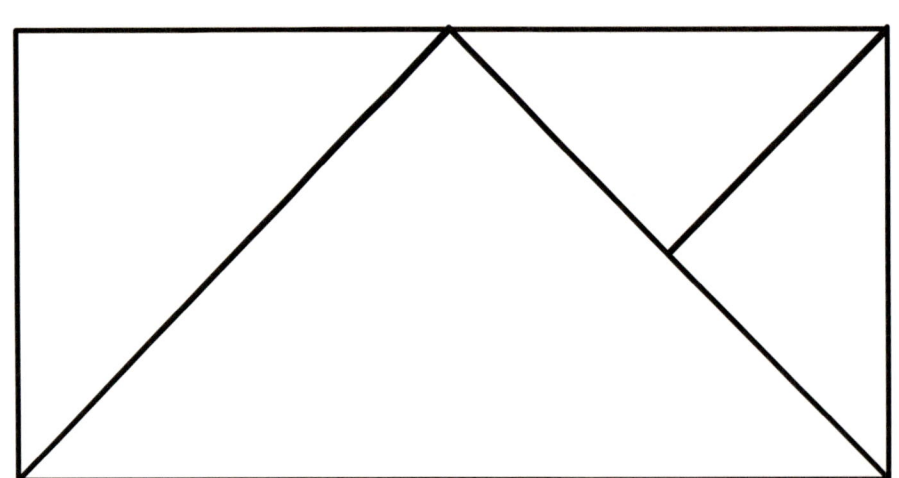

마름모 칠교조각

마름모를 칠교 조각에서 찾아 풀로 붙이세요.

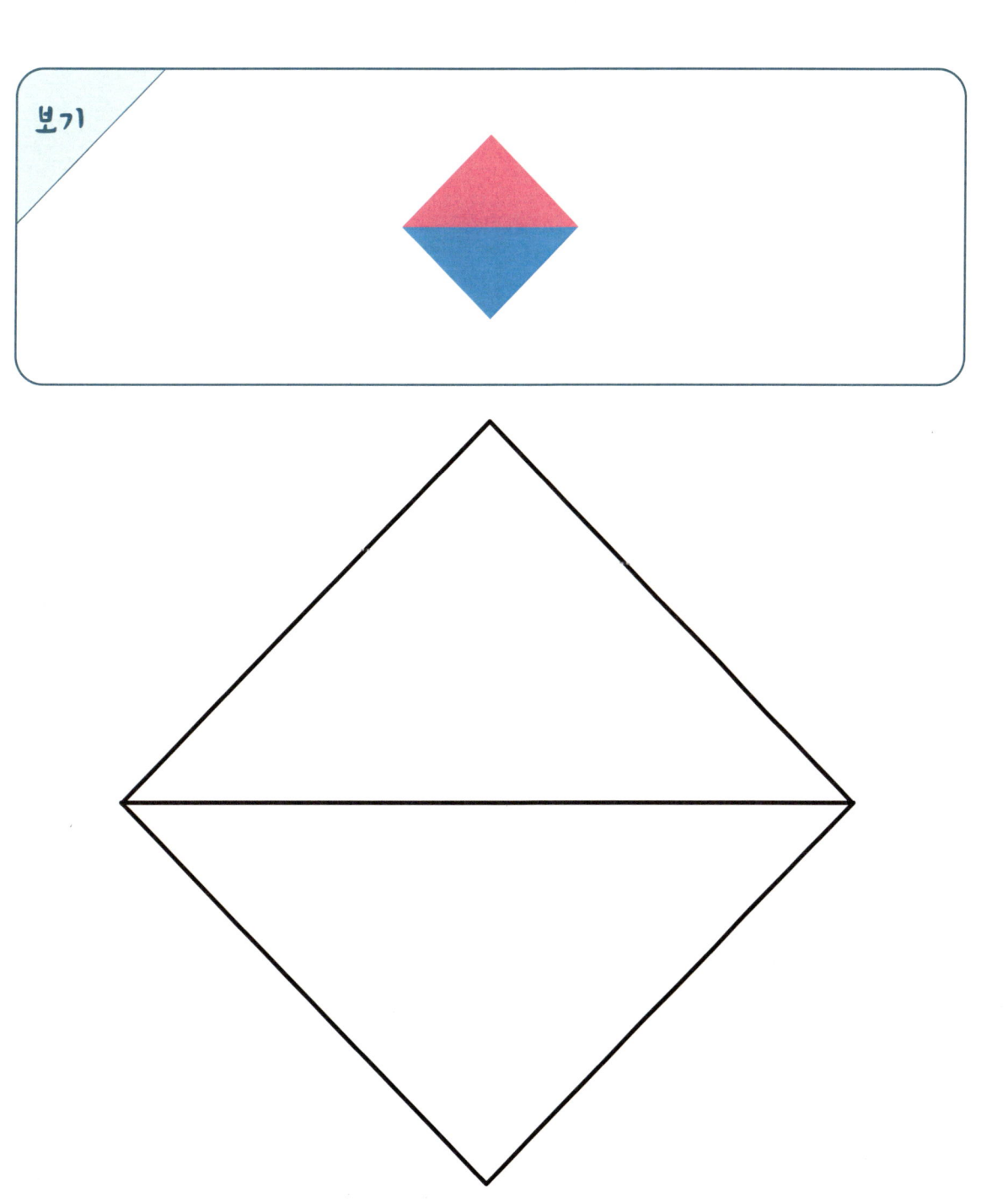

마름모 칠교조각

마름모를 칠교 조각에서 찾아 풀로 붙이세요.

보기

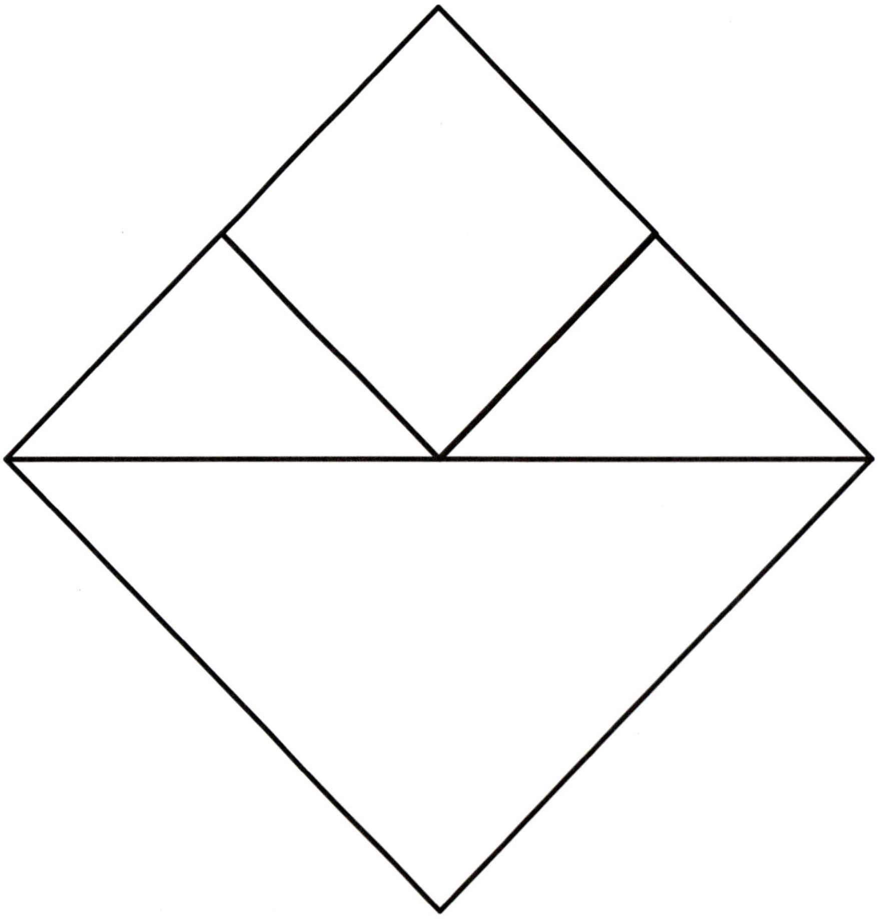

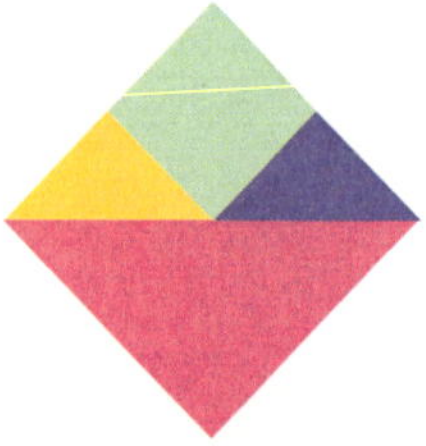

년   월   일   요일

마름모 칠교조각

마름모를 칠교 조각에서 찾아 풀로 붙이세요.

보기

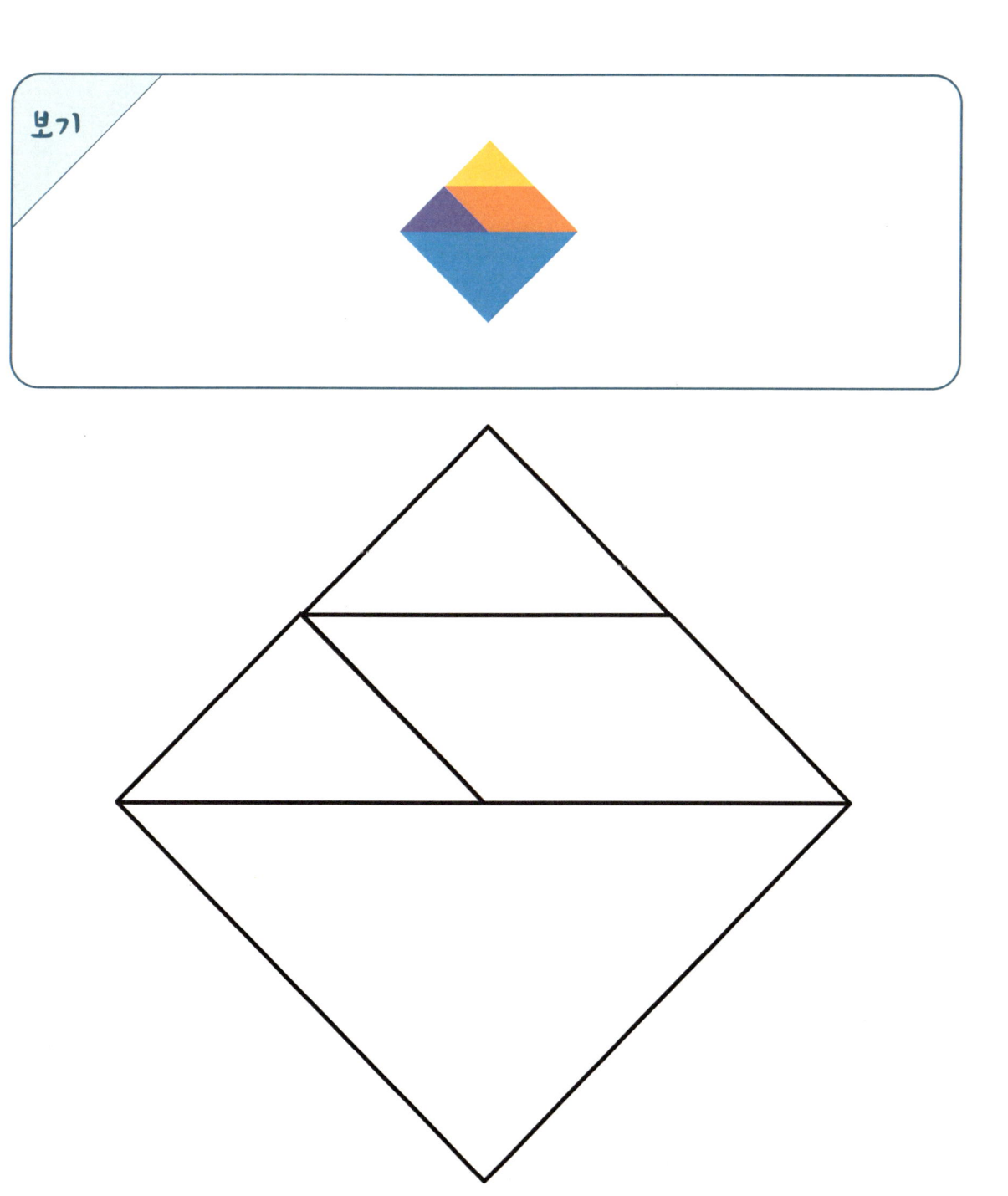

사탕 칠교조각

사탕 모양을 칠교 조각에서 찾아 풀로 붙이세요.

보기

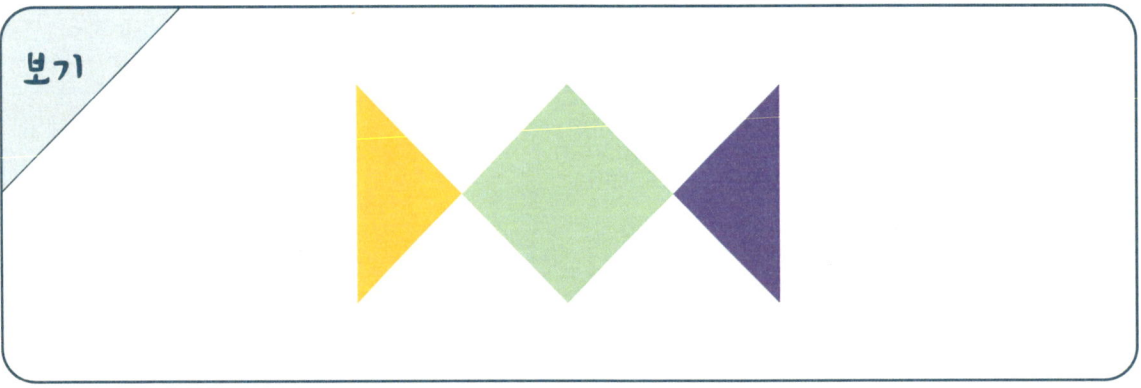

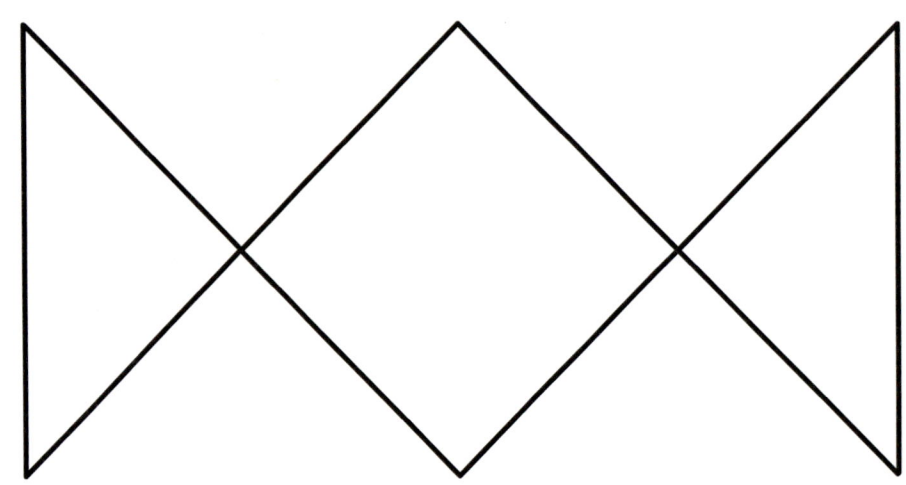

년   월   일   요일

집 칠교조각

집 모양을 칠교 조각에서 찾아 풀로 붙이세요.

보기

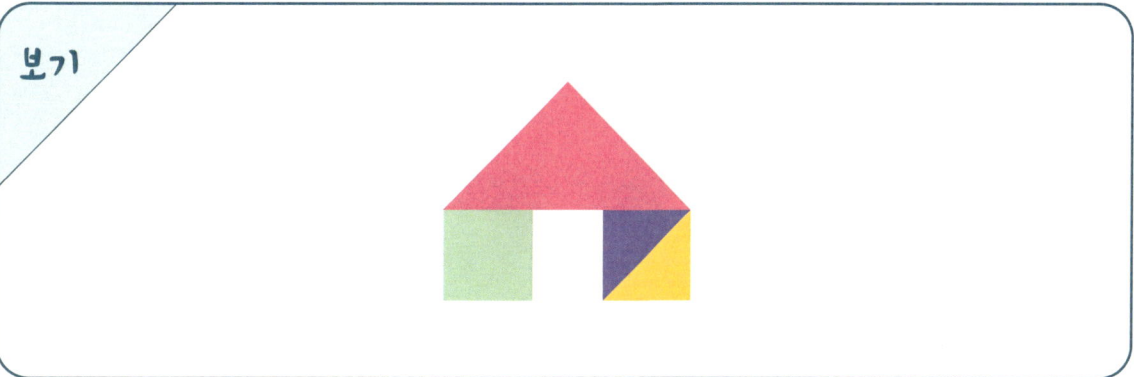

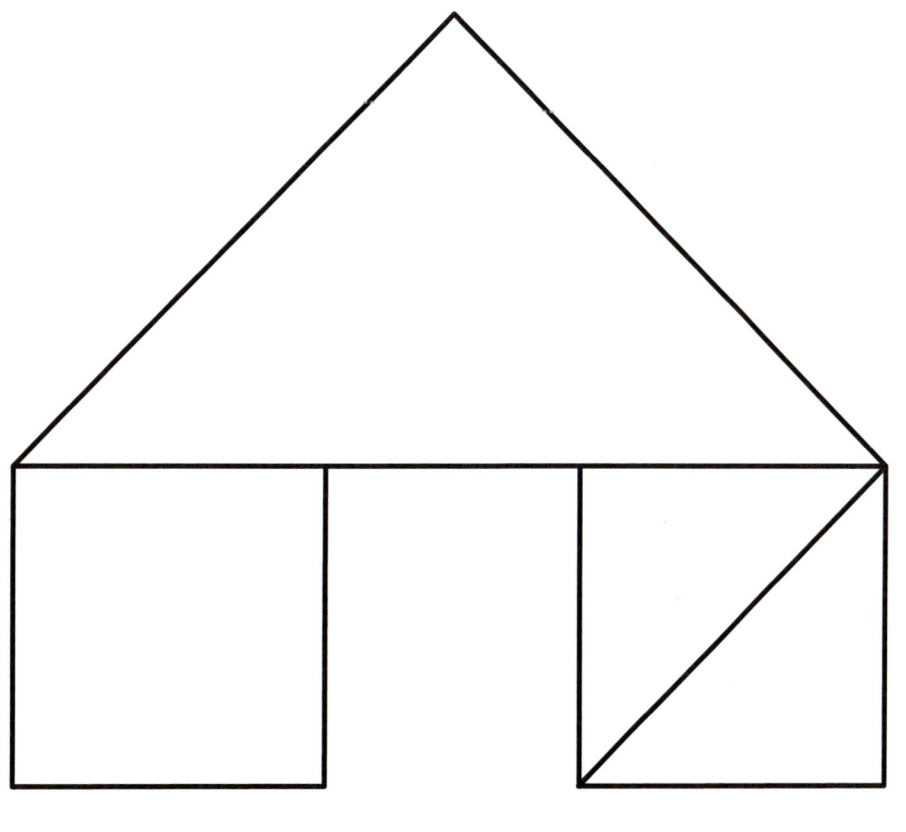

보석 칠교조각

보석 모양을 칠교 조각에서 찾아 풀로 붙이세요.

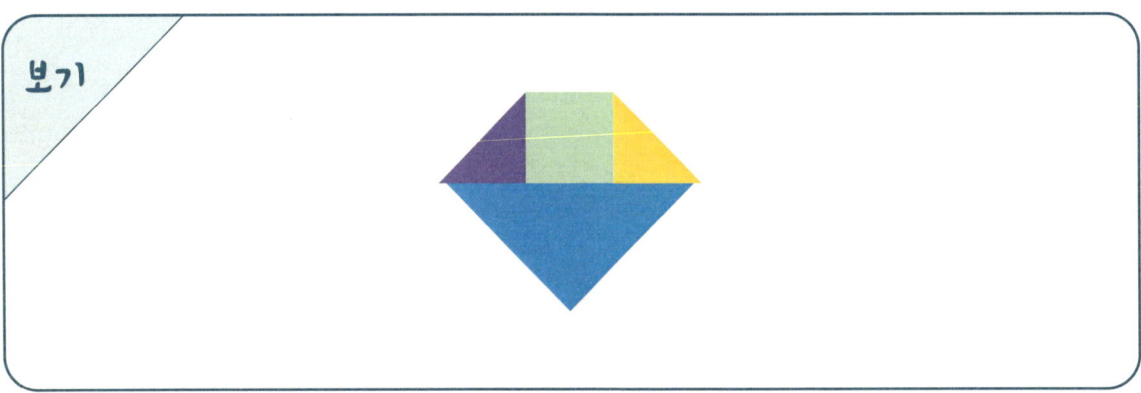

보기

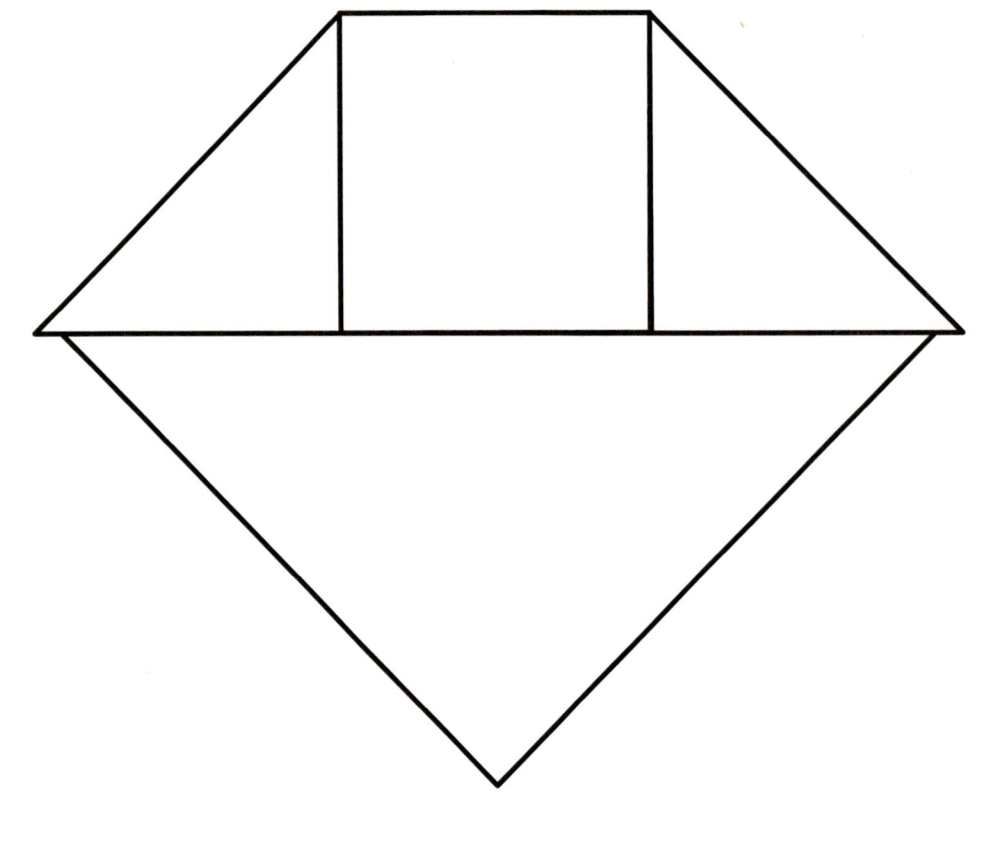

하트 칠교조각

하트 모양을 칠교 조각에서 찾아 풀로 붙이세요.

보기

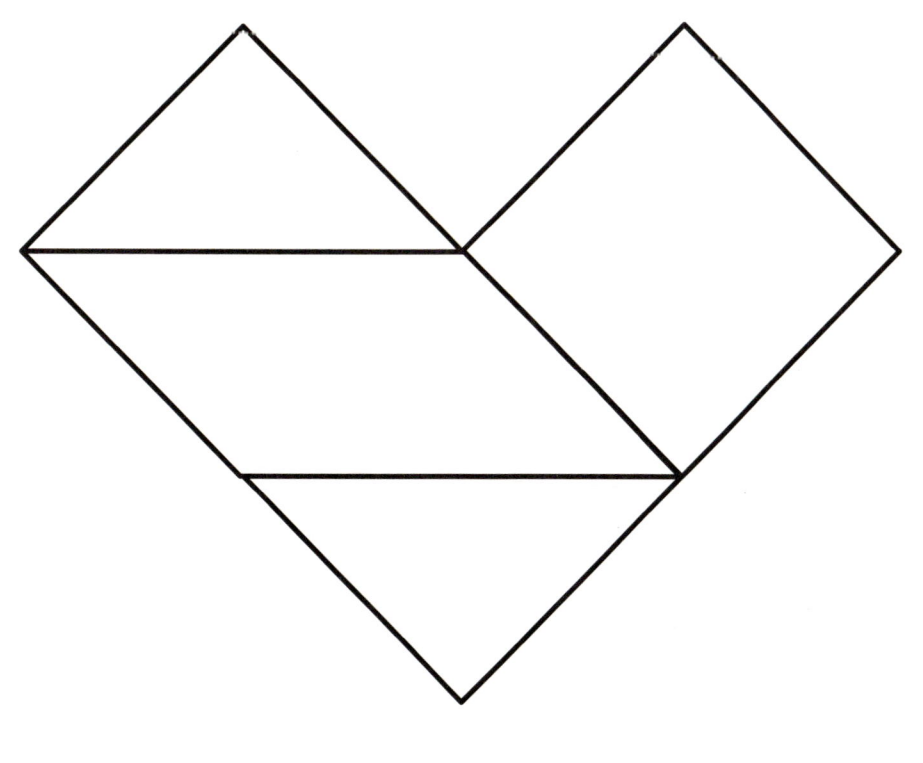

거북이 칠교조각

거북이 모양을 칠교 조각에서 찾아 풀로 붙이세요.

보기

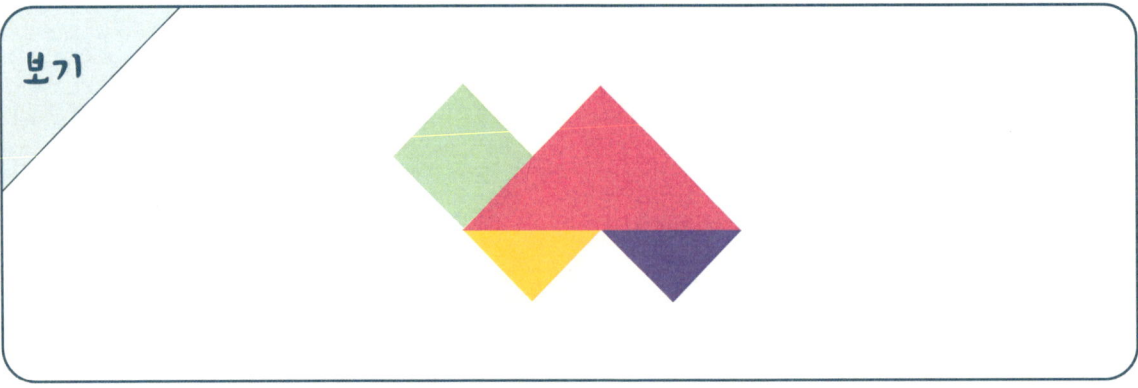

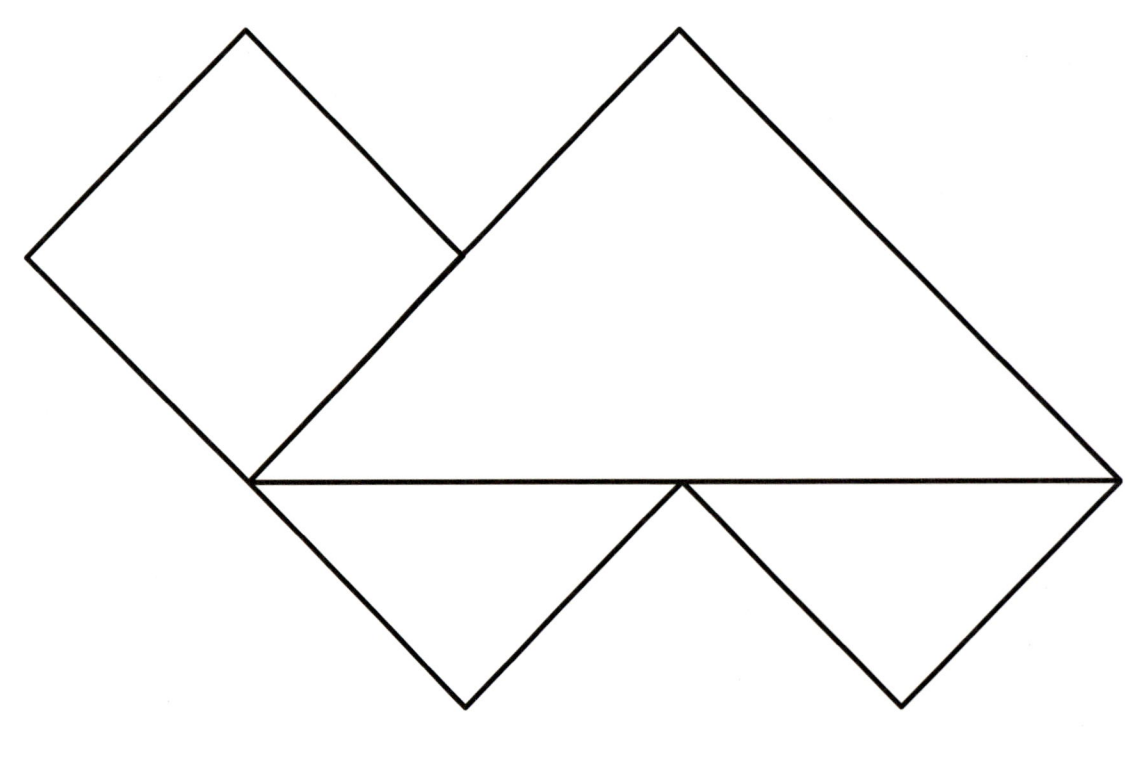

년   월   일   요일

사각형 칠교조각

사각형을 칠교 조각에서 찾아 풀로 붙이세요.

보기

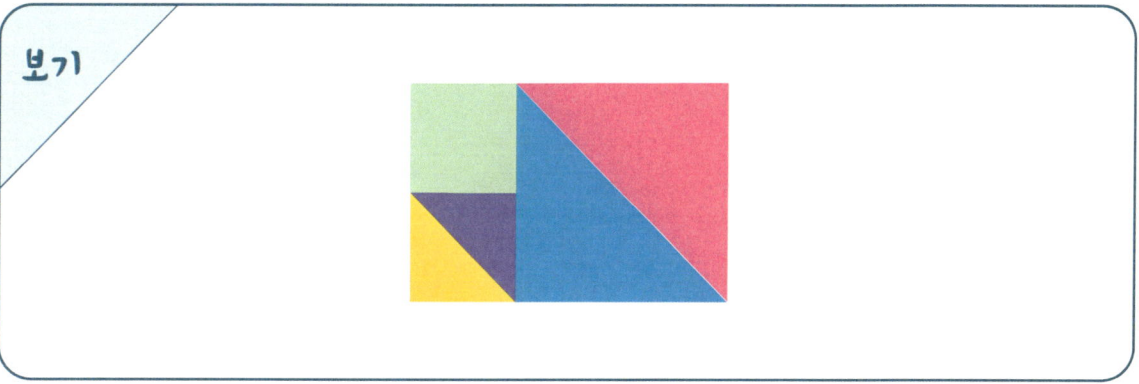

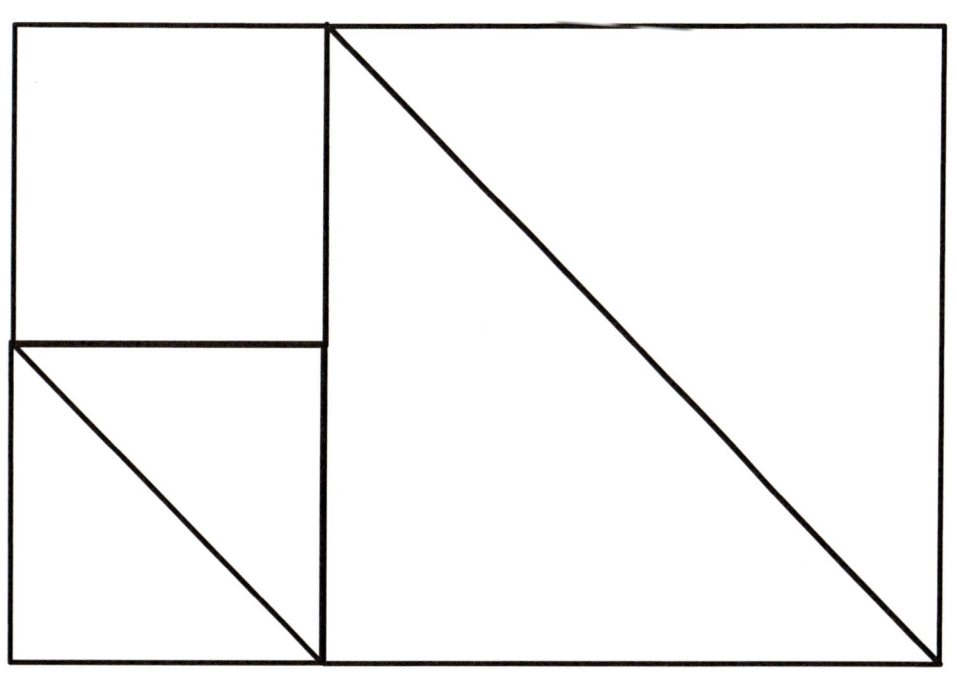

모자 쓴 사람 칠교조각

모자 쓴 사람을 칠교 조각에서 찾아 풀로 붙이세요.

보기

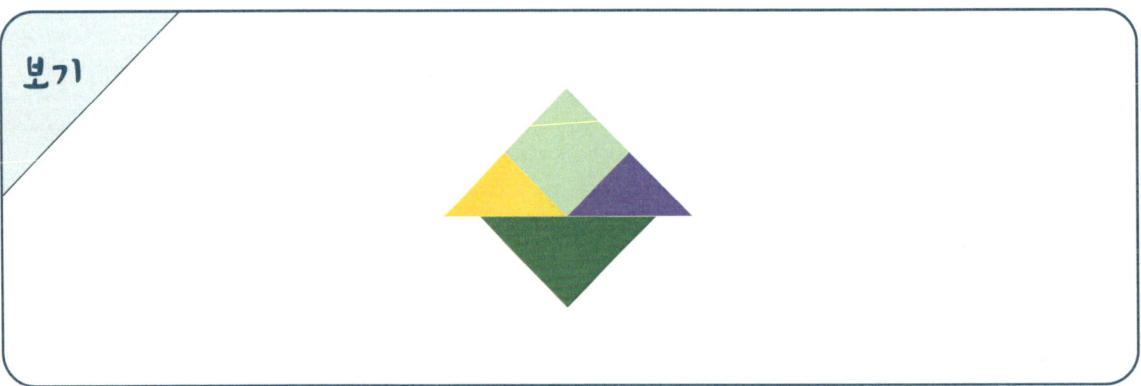

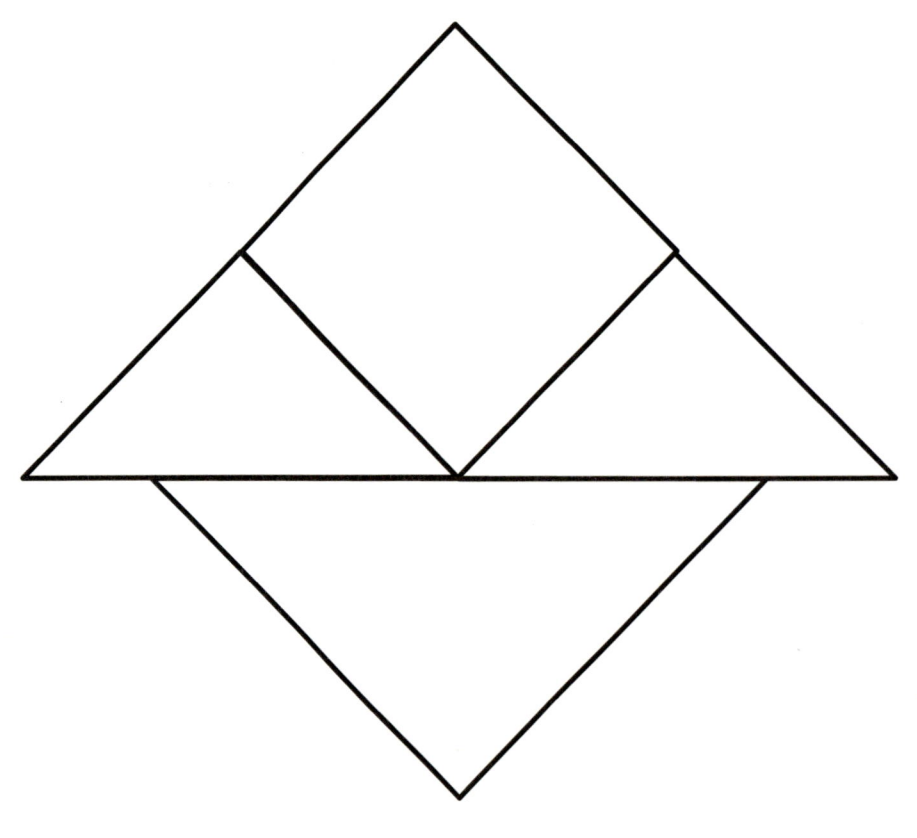

모양대로
오려서
사용하세요.

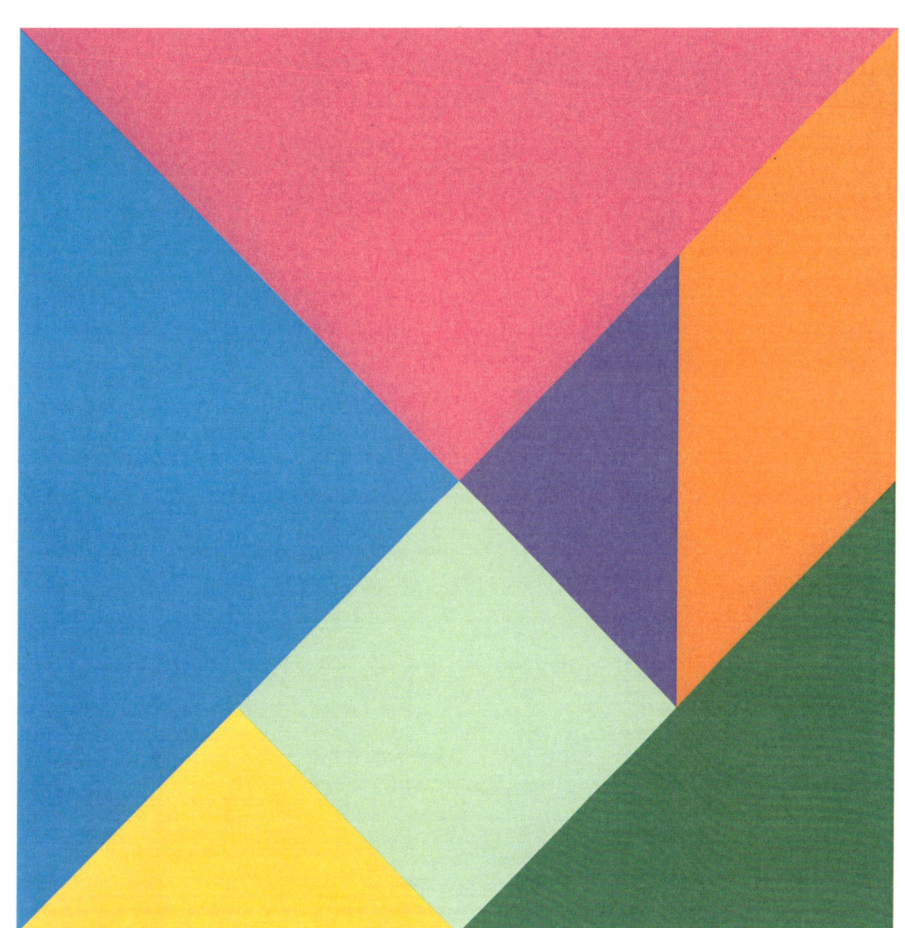

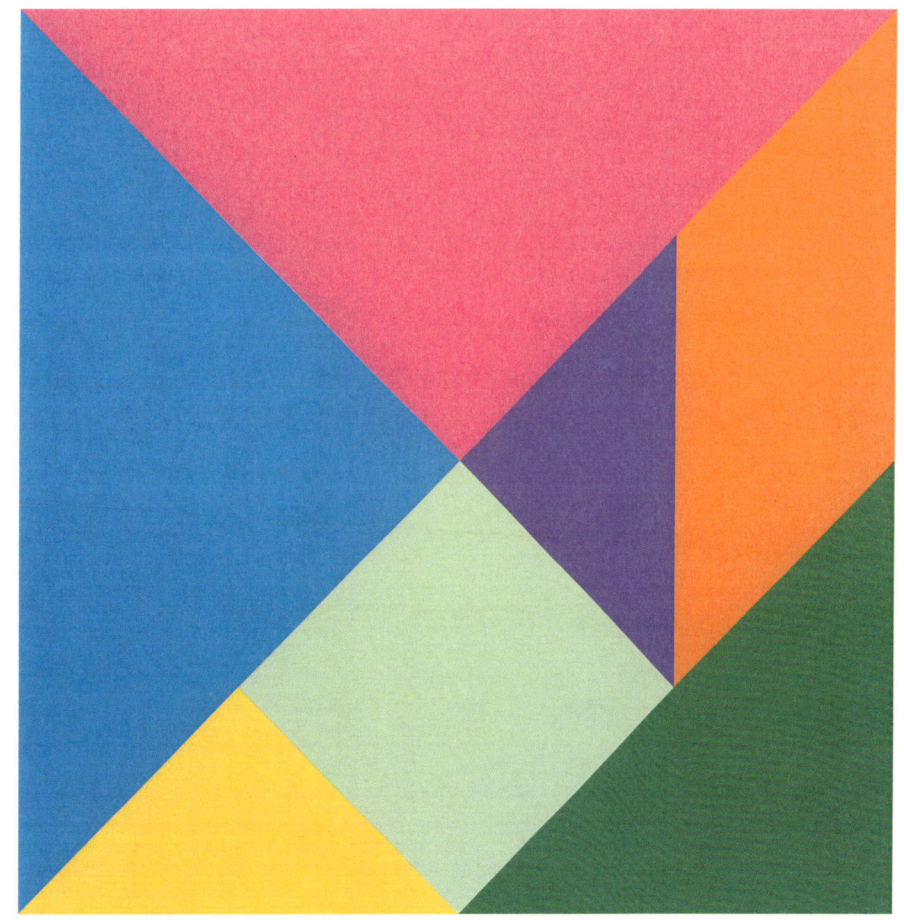

모양대로
오려서
사용하세요.

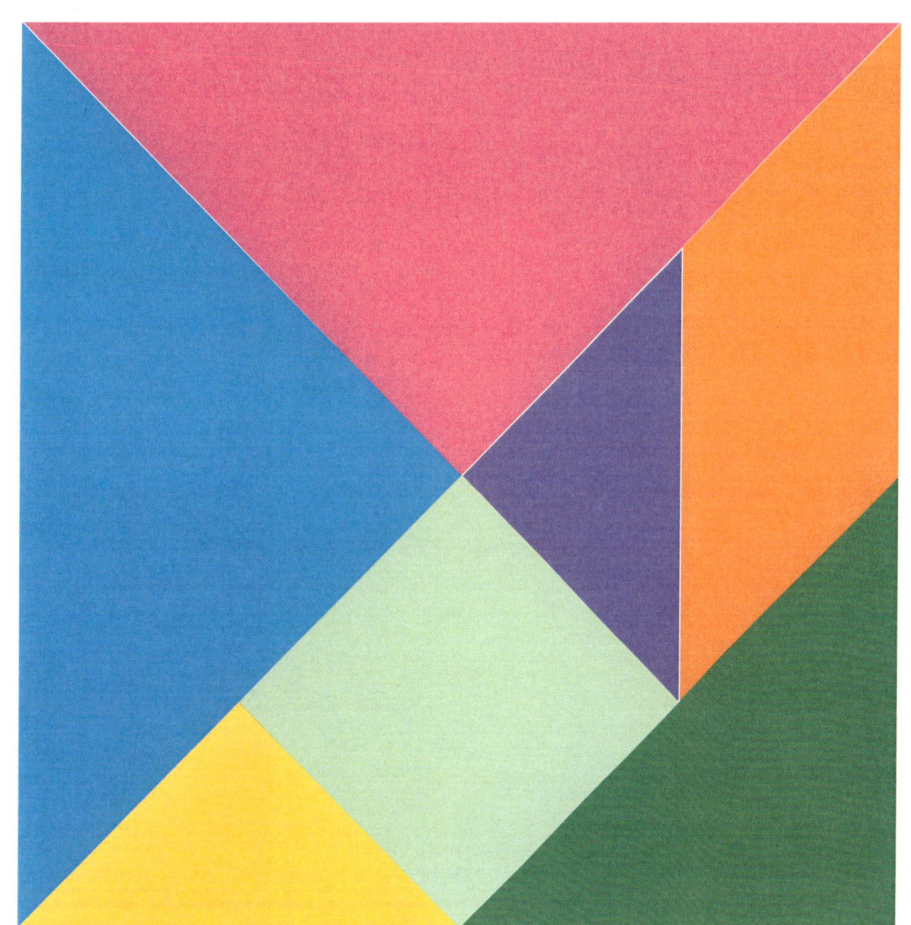

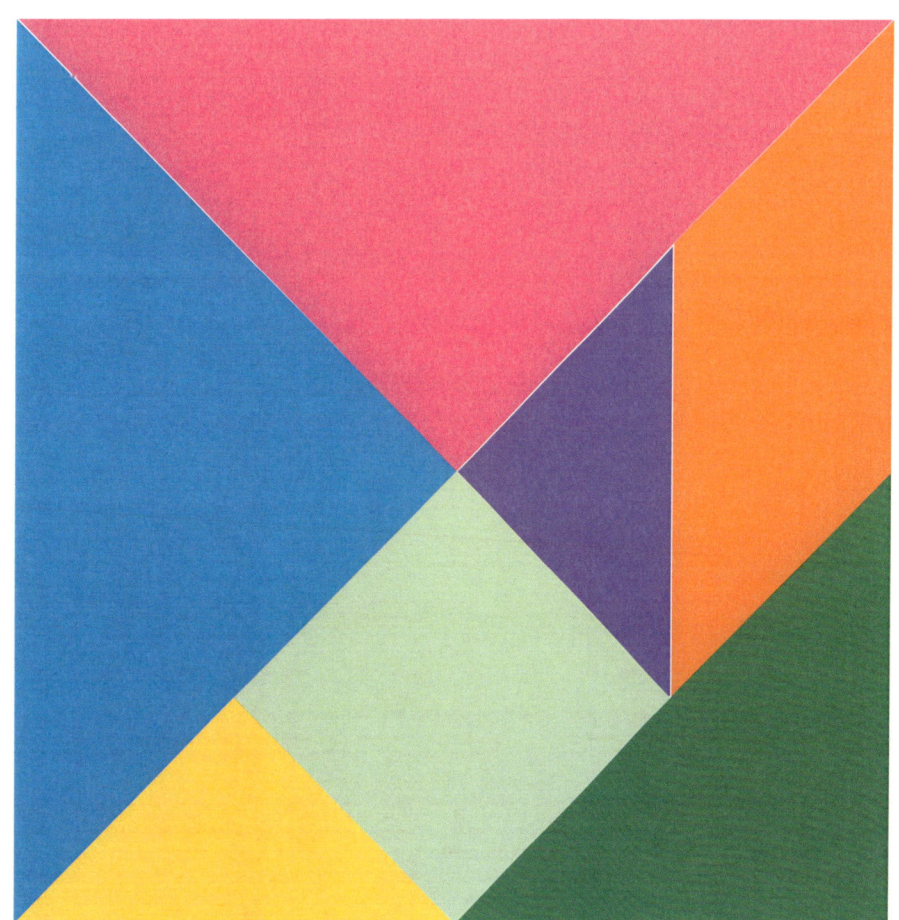

모양대로
오려서
사용하세요.

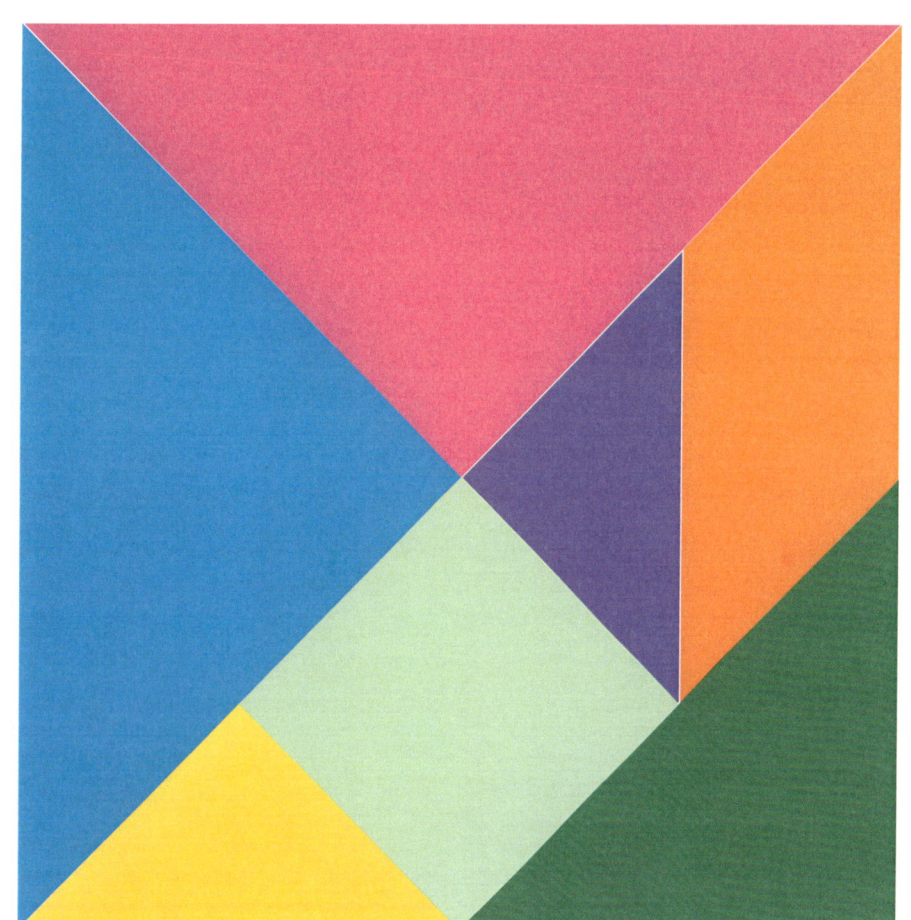

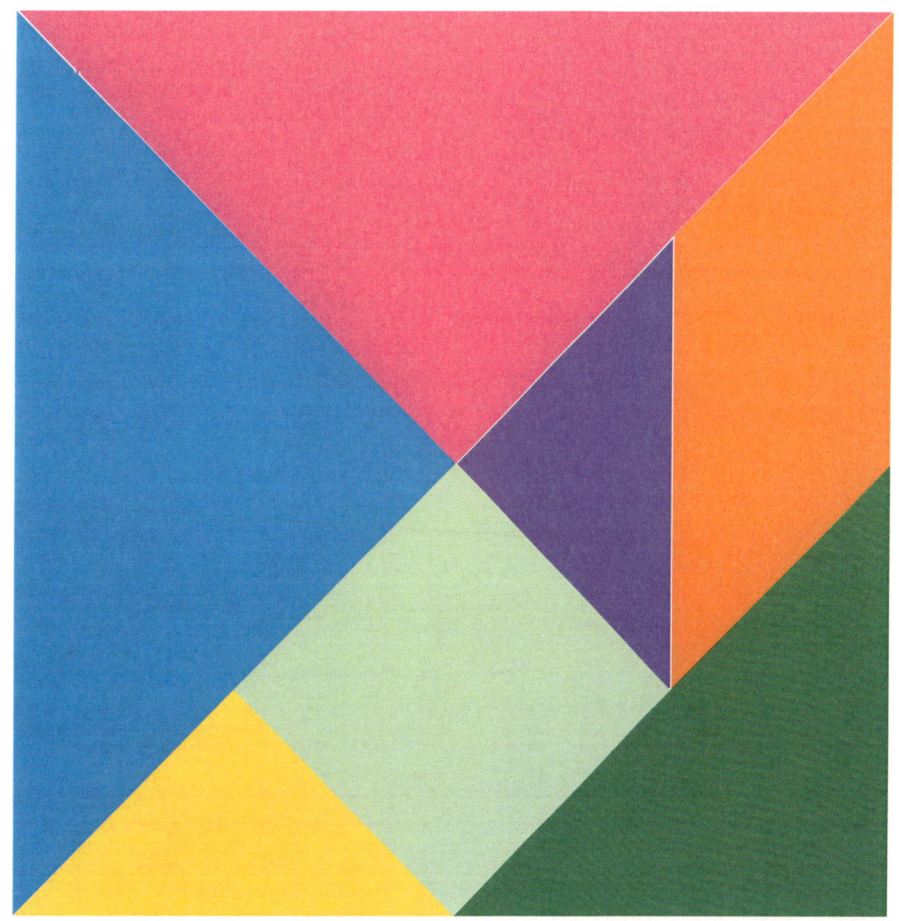

모양대로
오려서
사용하세요.

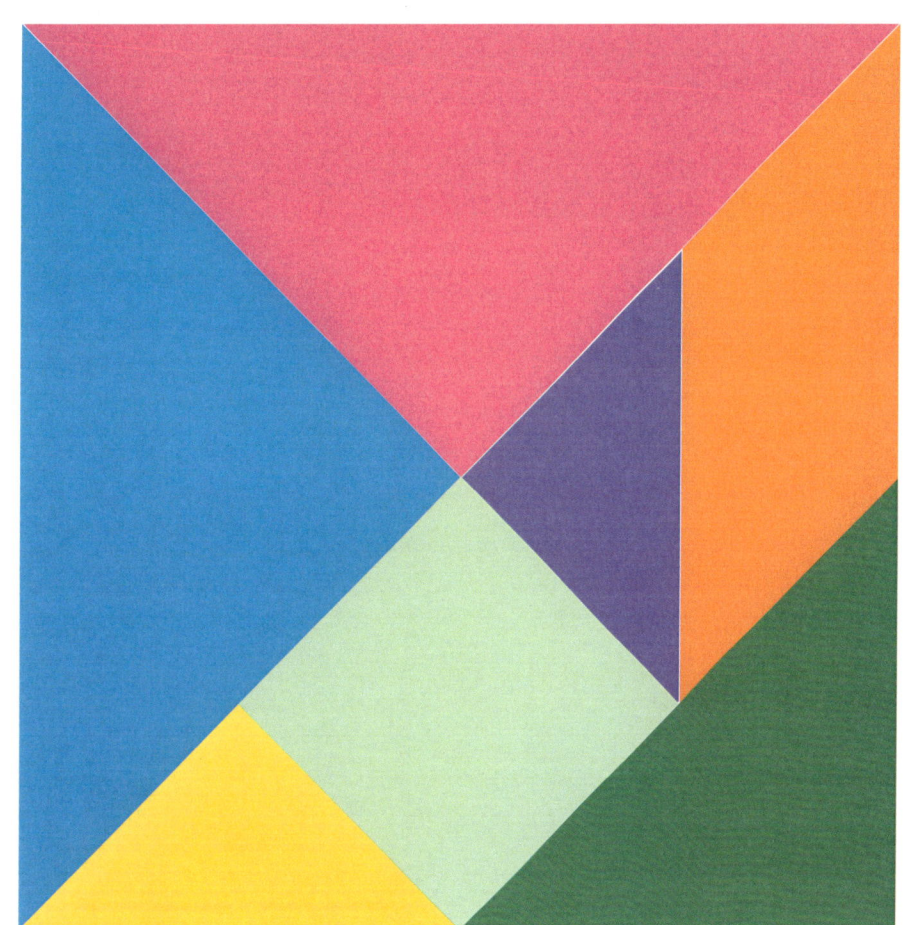

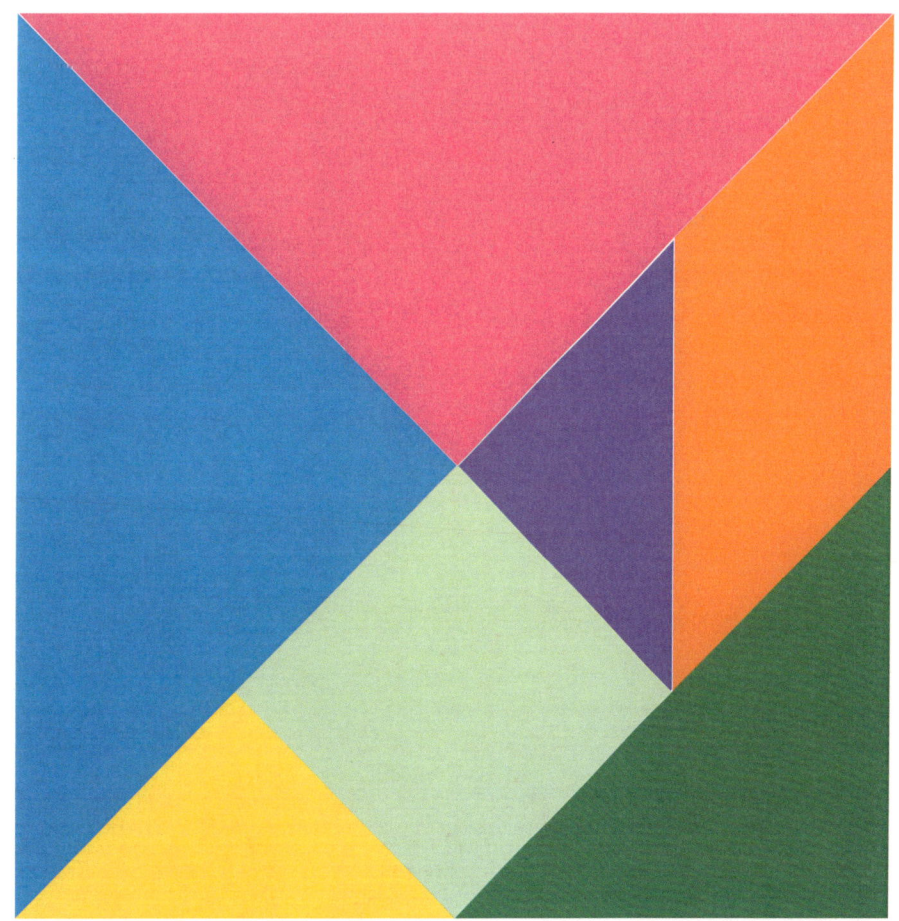

모양대로
오려서
사용하세요.

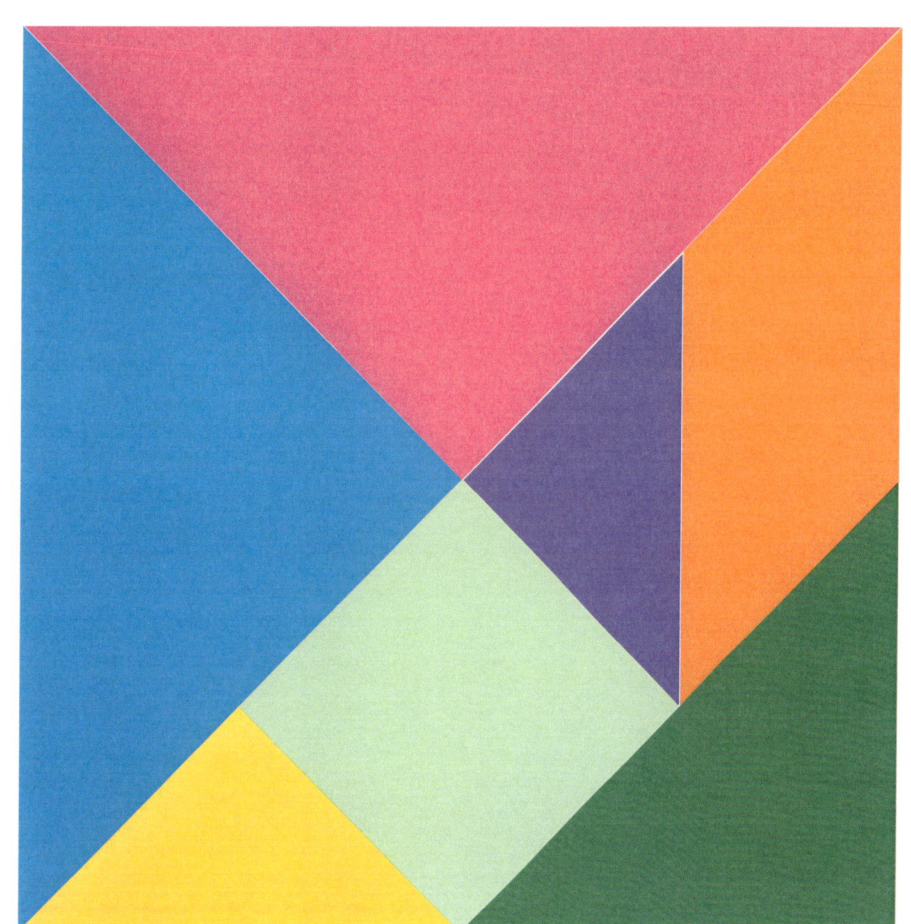

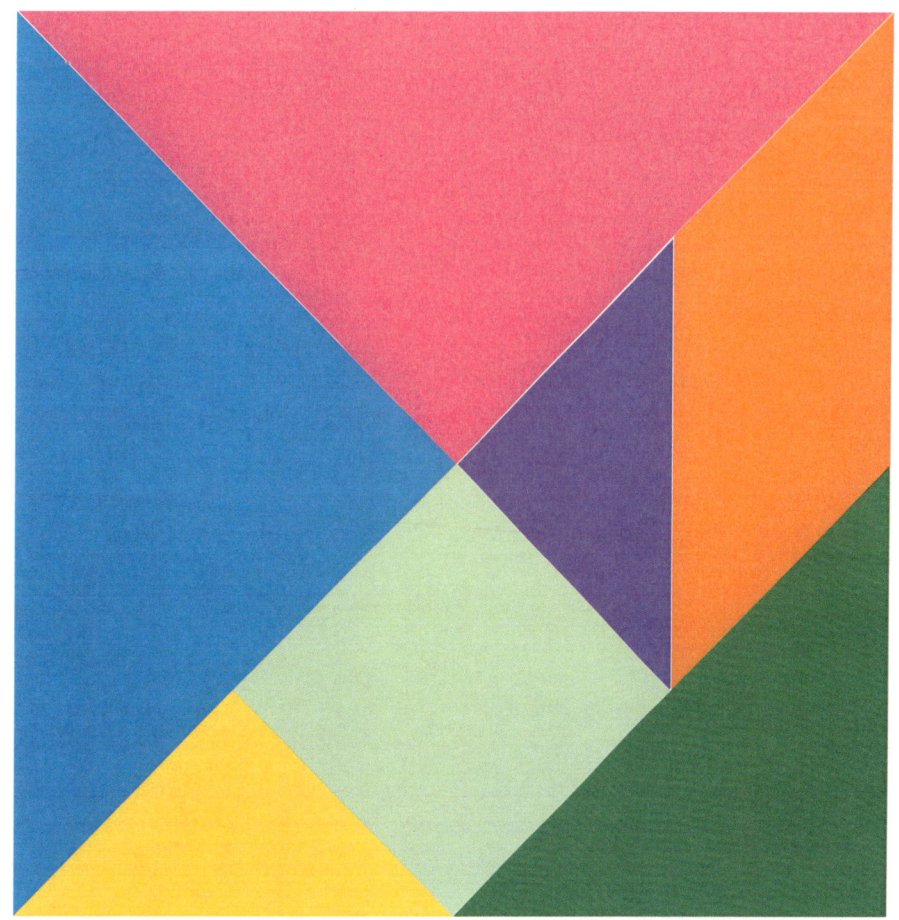

모양대로
오려서
사용하세요.

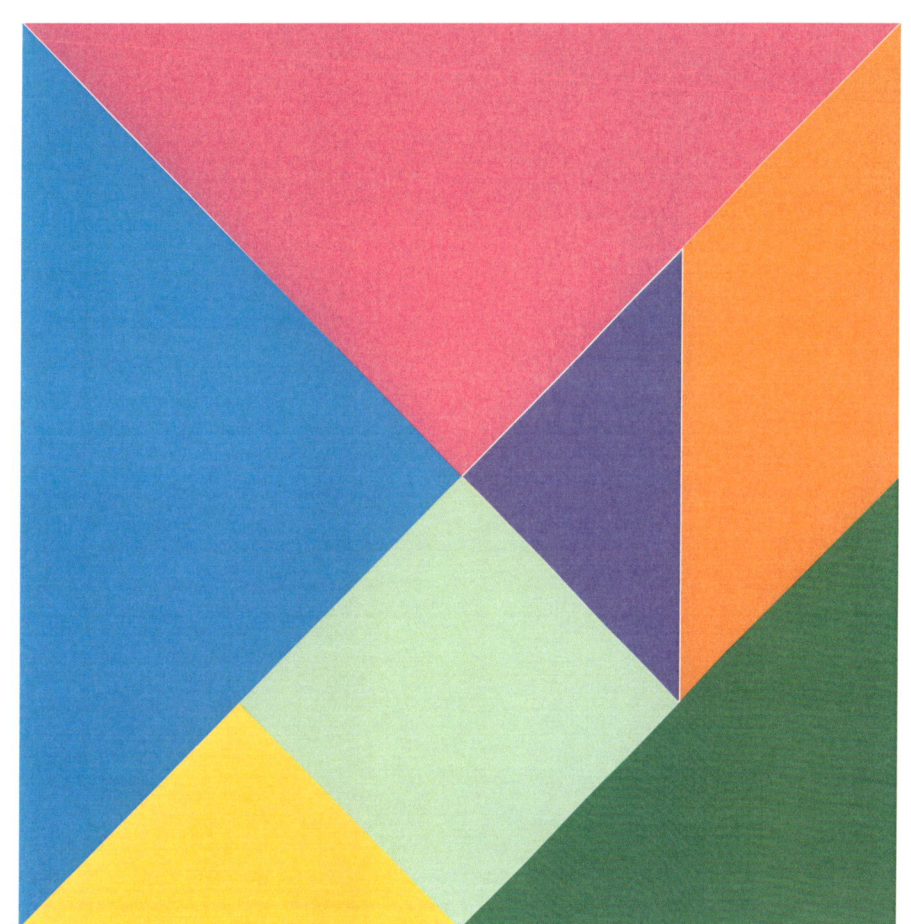

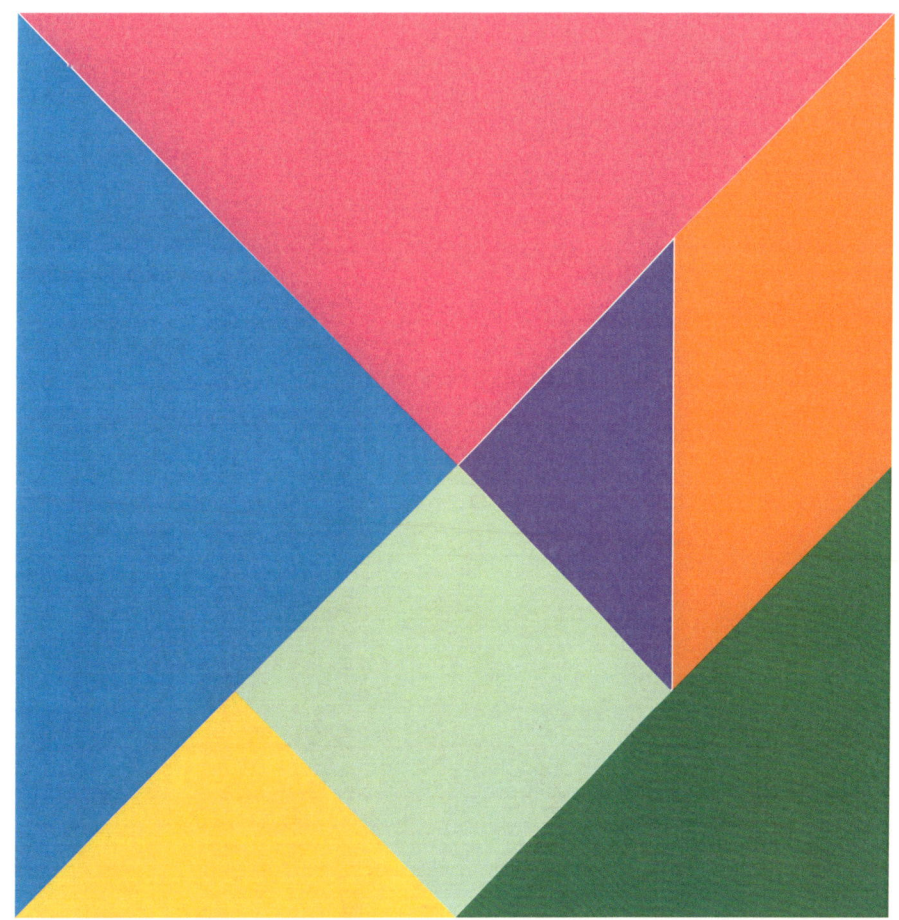

모양대로
오려서
사용하세요.

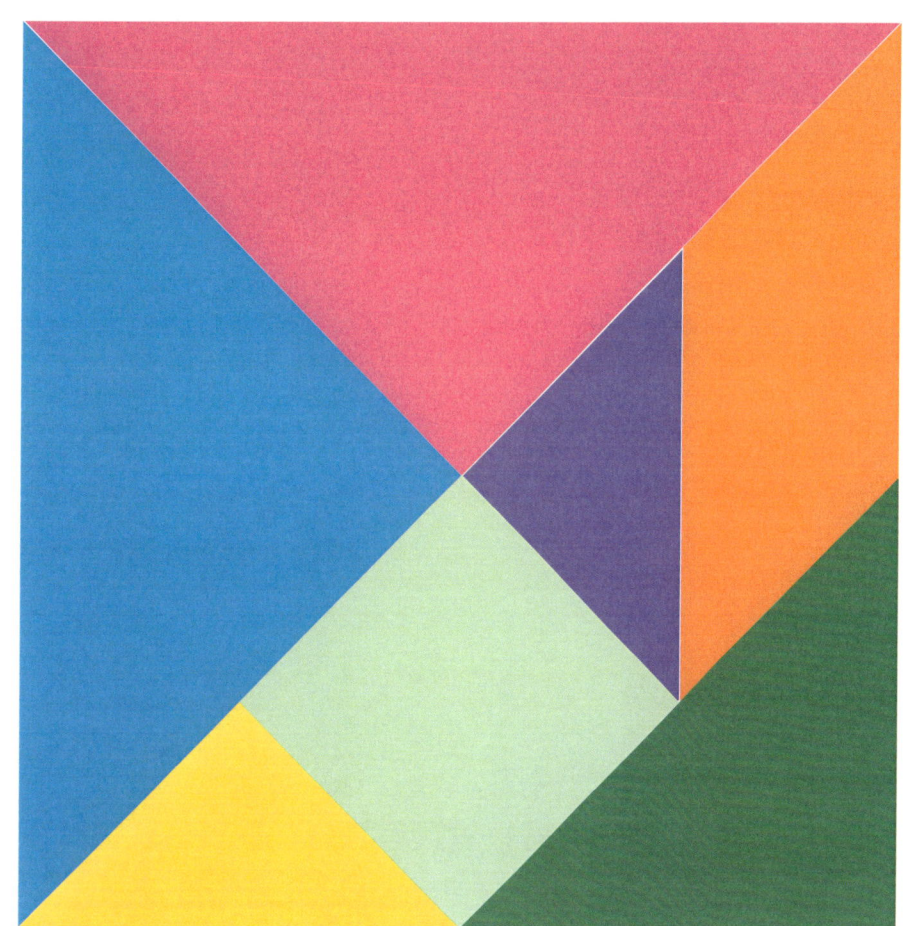

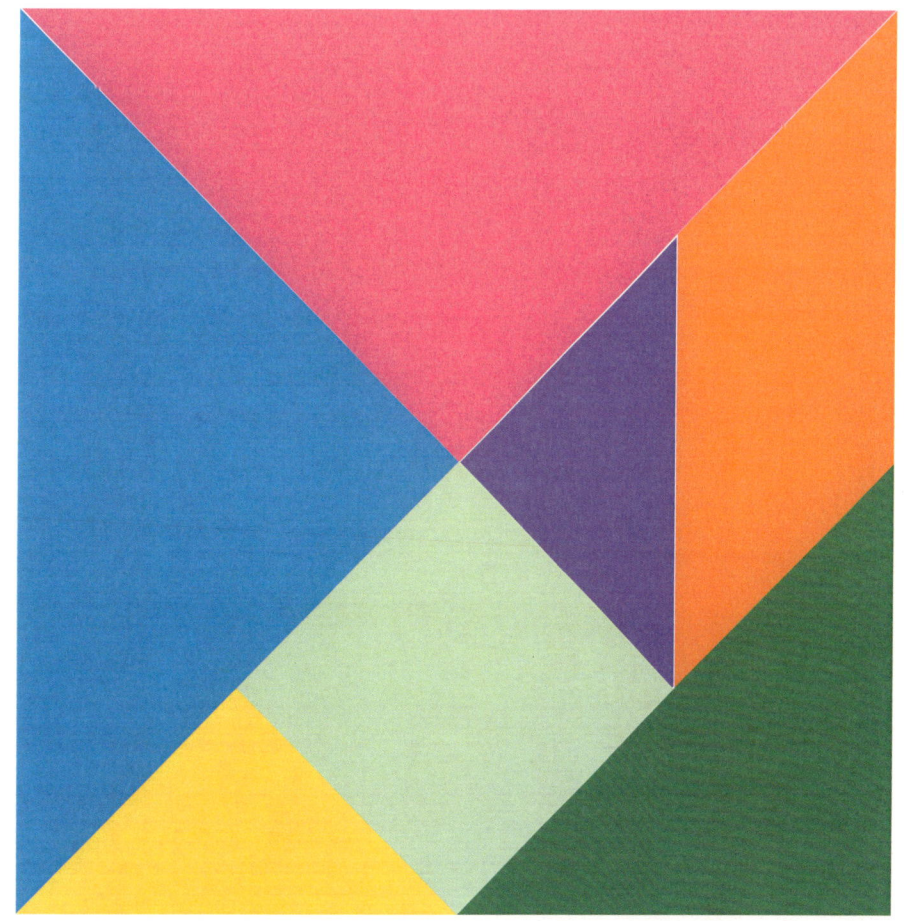

모양대로
오려서
사용하세요.

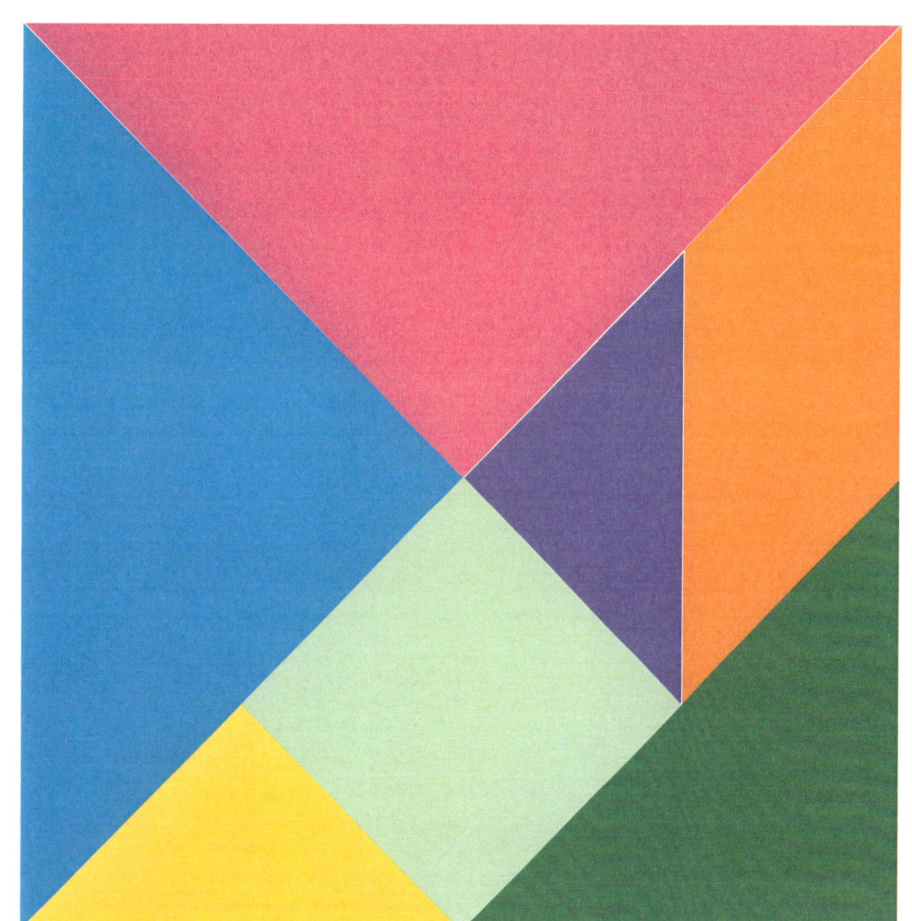

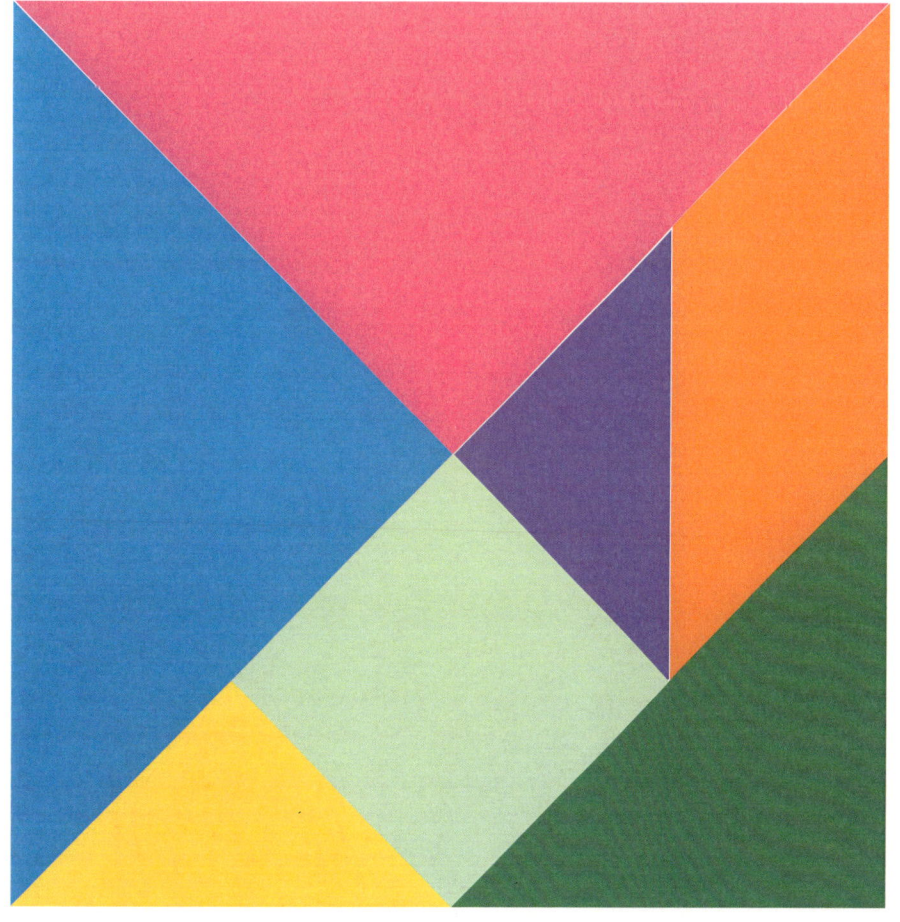